# 前　言

健康是促进人的全面发展的必然要求，是国家富强和人民幸福的重要标志。习近平总书记指出，没有全民健康，就没有全面小康。党的十八届五中全会从协调推进“四个全面”战略布局出发，提出“推进健康中国建设”的宏伟目标，江西省人大十二届五次会议通过的政府工作报告中提出的“推进健康江西建设”，充分体现了党和政府以人为本、执政为民的理念，凸显了党和政府对维护国民健康的高度重视与坚定决心。

随着国家经济的发展，人民生活水平的提高，如何提高国民的健康素养，有效增进国民的健康水平，是迫在眉睫的重大问题，而这个问题的改善需要社会各界有识之士共同努力。

在增进健康的努力中，人们往往过分依赖于医生、药物和医疗设施，却很少重视自身在增进健康中的主导作用，常常自叹工作忙而忽视自我保健，以致产生许多本来可以预防和避免的疾病；部分本来可以根治的疾病，也因此失去了治疗良机，导致健康水平的降低。在日常生活中，有些人被疾病折磨了几十年，仍对自己所患的疾病一无所知，或者知之甚少，把疾病康复的希望全部寄托在医生身上。实际上，医生并不是疾病预防和康复的主体，真正的主体是自己。就拿冠心病来讲：高胆固醇饮食、吸烟、肥胖、高血压和紧张情绪等均是引起和加剧冠心病的危险因素，而这些心理和行为因素都属于可以通过行为方式的改变而消除的危险因素。至于疾病的康复手段和方法，除了药物外，诸如运动、饮食等养生保健方法，更是医生所替代不了的。

依靠自己的主观努力，积极采取一切可以促进健康的自我保健方法，积极配合医生，同不健康、虚弱、疾病、衰老作斗争已越来越被人们所重视。另外，随着国家医疗体制改革进一步深化，医疗保险制度的普及和完善，人们迫切需要一套能比较系统、全面指导预防、医疗、保健、康复的医学科普书籍。为此，我们组织医学专家撰写了这套《健康素养系列丛书》，力求以通俗易懂的文字，把人们日常生活中最常见而又容易忽视的健康知识奉献给关心和爱护健康的人们。

《健康素养系列丛书》为人们防治常见病、慢性病提供了行之有效的自我保健方法，对提高生活质量作了精辟论述，是一套有别于医学专业书籍的新颖的科普知识系列读本。本丛书面向基层，面向群众，通过阅读，使读者能在自己的努力下，进行自我强身，以增强体质，减少疾病；一旦患病，以利尽早发现，及时治疗，早日康复，将疾病带来的损害降至最低限度；讲究实用，力求做到易读、易懂、易操作。一书在手，犹如请了一位家庭医学顾问。

限于水平与时间，本套丛书不足之处在所难免，望广大读者批评、指正。

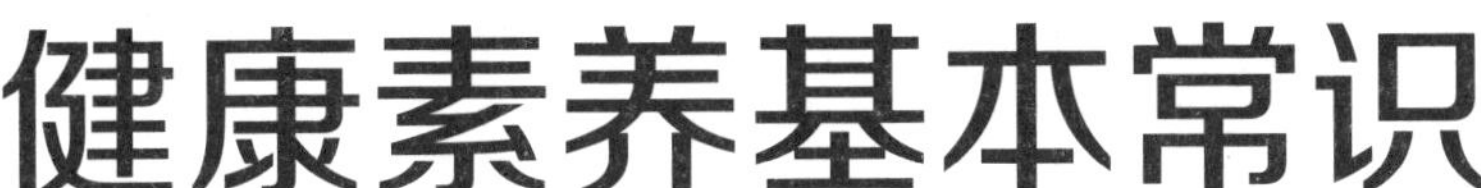

# 健康素养基本常识

丛书主编　邹志江

丛书副主编　刘亦文　万德芝　王少臣

丛书编委　（按姓氏笔画顺序）

万　娟　万德芝　王少臣　卢小凡　付　恺

许乐为　刘亦文　邹志江　陈国安　吴寒冰

杨　冰　欧阳宗保　欧阳茜　张　莉　龚小平

黄迅前　曾庆勇　熊　丽　戴岳华　瞿　园

本书主编　万德芝

江西科学技术出版社

# 目录

CONTENTS

## 第一章　中国公民健康素养基本知识和技能释义

1　健康素养基本概念　/ 002

2　中国公民健康素养基本知识和理念　/ 004

3　中国公民健康素养健康生活方式与行为　/ 023

4　中国公民健康素养基本技能　/ 045

## 第二章　慢性非传染性疾病健康教育核心信息

1　防治血脂异常与心肌梗死和脑血栓知识要点　/ 056

2　防治高血压宣传教育知识要点　/ 061

3　糖尿病防治核心信息　/ 063

4　癌症防治宣传教育知识要点　/ 065

## 第三章　传染病疾病健康教育核心信息

1　预防控制艾滋病宣传教育知识要点　/ 077

2　结核病防治核心信息　/ 088

3　血吸虫病防治基本知识　/ 091

4 预防控制乙肝宣传教育知识要点 / 098
5 手足口病防治基本知识 / 100
6 流行性感冒防治基本知识 / 103
7 夏季肠道传染病防控知识要点 / 106
8 疟疾防治宣传核心信息 / 108
9 麻风病防治核心知识 / 110
10 狂犬病防治基本知识 / 113

## 第四章 其他健康问题健康教育核心信息

1 科学就医健康教育核心信息 / 117
2 合理用药健康教育核心信息 / 119
3 儿童合理用药健康教育核心信息 / 121
4 控烟健康教育核心信息 / 123
5 婚育新风核心信息 / 126
6 母子健康促进核心信息 / 128
7 老年健康核心信息 / 133
8 甲状腺公众健康教育核心信息 / 137
9 防治碘缺乏病核心信息 / 140
10 口腔健康核心信息和知识要点 / 142
11 精神卫生宣传教育知识要点 / 145
12 防治骨质疏松知识要点 / 154

## 第五章 自然灾害健康教育核心信息

1 强降雨等极端天气健康教育核心信息 / 161

2 洪涝灾害健康知识要点 / 164
3 地震灾害救灾健康基本知识 / 166
4 防治高温中暑知识要点 / 169
5 核事故防护知识要点 / 171

# 第一章

## 中国公民健康素养基本知识和技能释义

# 1 健康素养基本概念

（1）什么是健康素养

健康素养是指个人获取、理解、处理基本的健康信息和服务，并运用这些信息和服务，作出有利于提高和维护自身健康决策的能力。

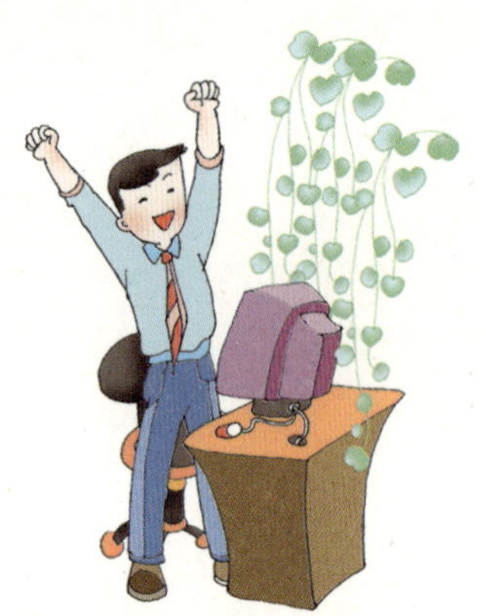

（2）健康素养的意义

健康素养是衡量国家基本公共卫生水平和人民群众健康水平的重要指标。居民健康素养评价指标纳入到国家卫生事业发展规划之中，作为综合反映国家卫生事业发展的评价指标，也是建设健康中国和健康城市的重要衡量指标。

为全面了解我国城乡居民健康素养水平，为各级政府和卫生计生行政部门制订健康促进政策提供科学依据。

至目前为止，我国在中国大陆（不包括港、澳、台地区）31个省（自治区、直辖市）已经开展了五次全国城乡居民健康素养监测。

监测结果显示，我国居民健康素养水平稳步提升。2014年中国居民健康素养水平为9.79%，比2013年的9.48%提高0.31%，比2012年的8.80%提高0.99%。全国15～69岁的人群中，具备健康素养的人数约为1.01亿。

（3）中国公民健康素养包括哪些方面

2008年，原卫生部发布了《中国公民健康素养——基本知识与技能（试行）》。针对近年来我国居民主要健康问题和健康需求的变化，国家卫生和计划生育委员会组织专家进行修订，编制了《中国公民健康素养——基本知识与技能（2015年版）》（该书中共有基本知识与技能66条，故以下简称《健康素养66条（2015年版）》），重点增加了近几年凸显出来的健康问题：如精神卫生问题、慢性病防治问题、安全与急救问题、科学就医和合理用药问题等。此外，还增加了关爱女性生殖健康，健康信息的获取、甄别与利用等知识。提出了现阶段我国城乡居民应该具备的基本健康知识和理念25条、健康生活方式与行为29条、健康基本技能12条，《健康素养66条》（2015年版）发布后，国家卫生计生委将进一步推出《健康素养66条》（2015年版）的释义，不仅有利于公众自我学习和掌握健康素养基本知识和技能，提高自身维护健康的能力，还供各级卫生计生部门、医疗卫生专业机构、社会机构、大众媒体等向公众进行传播。各级卫生计生专业机构也将以此为依据进行相关科普读物、视频、健康教育读本的开发和制作，充分利用现有传播技术和资源，通过多种途径向公众传播通俗易懂、科学实用的健康知识和技能，切实提高公众健康素养水平。

# 2 中国公民健康素养基本知识和理念

（1）健康不仅仅是没有疾病或虚弱，而是身体、心理和社会适应的完好状态。

世界卫生组织（WHO）提出的这个定义提示我们：健康不仅仅是无疾病、不虚弱，它还涉及身体、心理和社会适应等方面。

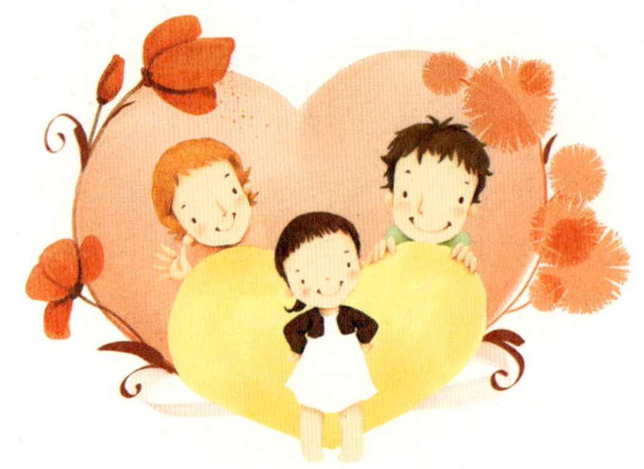

身体健康表现为体格健壮，人体各器官功能良好。

心理健康是指一种良好的心理状态，能够恰当地认识和评价自己和周围的人和事，有和谐的人际关系（包括家庭成员、朋友、同事等），情绪稳定，行为有目的性，不放纵，能够应对生活中的压力，能够正常学习、工作和生活，对家庭和社会有所贡献。

社会适应是指通过自我调节保持个人与环境、社会及在人际交往中的均衡与协调。

（2）每个人都有维护自身和他人健康的责任，健康的生活方式能够维护和促进自身健康

每个人都有获取自身健康的权利，也有不损害和（或）维护自身及他人健康的责任。

每个人都可以通过采取并坚持健康的生活方式获取健康，提高生活质量。预防为主越早越好，选择健康的生活方式是最好的人生投资。

提高公民的健康水平，需要国家和社会全体成员共同努力，营造一个有利于健康的支持性环境。

（3）环境与健康息息相关，保护环境，促进健康

人类所患的许多疾病都与环境污染有很大的关系。无节制地消耗资源和污染环境是造成环境恶化的根源。每个人都有爱护环境卫生，保护环境不受污染的责任。

要遵守保护环境的法律法规，遵守讲求卫生的社会公德，自觉养成节约资源、不污染环境的良好习惯，努力营造清洁、舒适、安静、优美的环境，保护和促进人类健康。

（4）无偿献血，助人利己

献血救人，是人类文明的表现。无偿献血利国、利己、利家人。

适量献血是安全、无害的。健康的成年人，每次采集的血液量一般为 200～400 毫升，两次采集间隔期不少于 6 个月。

《中华人民共和国献血法》规定："国家提倡十八周岁至五十五周岁的健康公民自愿献血。""对献血者，发给国务院卫生行政部

门制作的无偿献血证书，有关单位可以给予适当补贴。”

血站是采集、提供临床用血的机构，一定要到国家批准采血的血站献血。

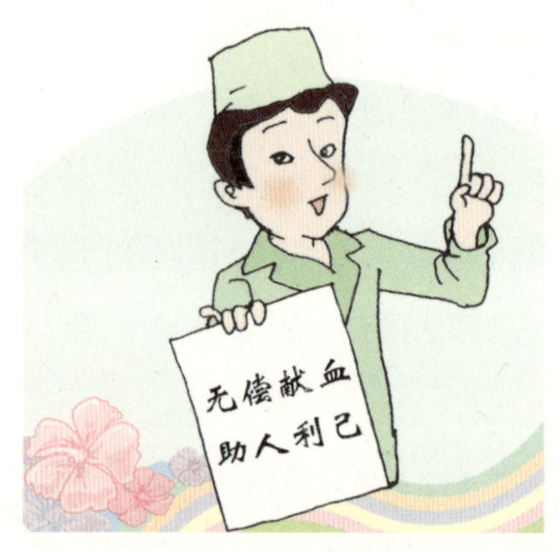


（5）每个人都应当关爱、帮助、不歧视病残人员

艾滋病、乙肝等传染病病原携带者和患者、精神障碍患者、残疾人都应得到人们的理解、关爱和帮助，这不仅是预防、控制疾病流行的重要措施，也是人类文明的表现，更是经济、社会发展的需要。

在生活、工作、学习中，要接纳艾滋病、乙肝等传染病病原携带者和患者，不要让他们感受到任何歧视。要鼓励他们和疾病作斗争，积极参与疾病的防治工作。对精神障碍患者，要帮助他们回归家庭、社区和社会；患者的家庭成员要积极帮助他们接受治疗和康复训练，担负起照料和监护责任。对残疾人和康复后的精神障碍患者，单位和学校应该理解、关心和接纳他们，为他们提供适当的工作和学习条件。

（6）定期进行健康体检

定期进行健康体检，了解身体健康状况，及早发现健康问题和疾病。对检查中发现的健康问题和疾病，应及时就医。有针对性地改变不良的行为习惯，减少健康危险因素。

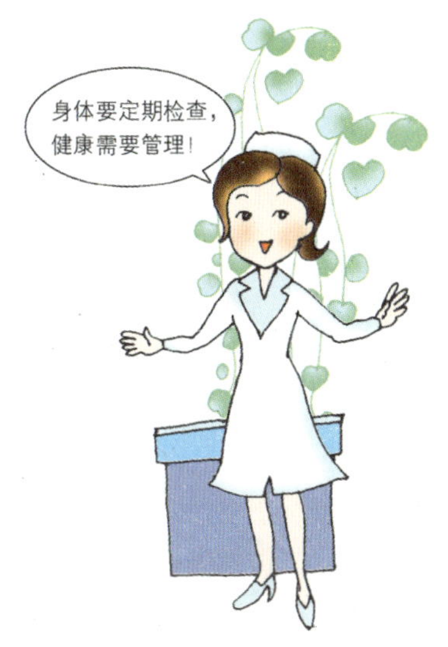


（7）成年人的正常血压为收缩压≥90mmHg 且＜140 mmHg，舒张压≥60mmHg 且＜90 mmHg；腋下体温 36℃～37℃；平静呼吸 16～20 次/分；心率 60～100 次/分

正常成年人血压收缩压大于等于 90mmHg，小于 140 mmHg，舒张压大于等于 60mmHg，小于 90 mmHg。白天略高，晚上略低，冬季略高于夏季。运动、紧张等也会暂时升高。脉压是收缩压与舒张压的差值，正常为 30～40 mmHg。收缩压达到 130～139 mmHg 或舒张压达到 85～89 mmHg 时，称血压正常高值，应当向医生咨询。

成年人正常腋下体温为 36℃～37℃，早晨略低，下午略高，1 天内波动不超过 1℃，运动或进食后体温会略微增高。体温高于正常范围称为发热，低于正常范围称为体温过低。

正常成年人安静状态下呼吸频次为 16～20 次/分，老年人略慢；呼吸频次超过 24 次/分为呼吸过速，见于发热、疼痛、贫血、甲亢及心衰等；呼吸频次低于 12 次/分为呼吸过缓。

成年人正常心率为 60～100 次/分，超过 100 次/分为心动过速，低于 60 次/分为心动过缓，心率的快慢受年龄、性别、运动和情绪等因素的影响。

（8）接种疫苗是预防一些传染病最有效、最经济的措施，儿童出生后应按照免疫规划程序接种疫苗

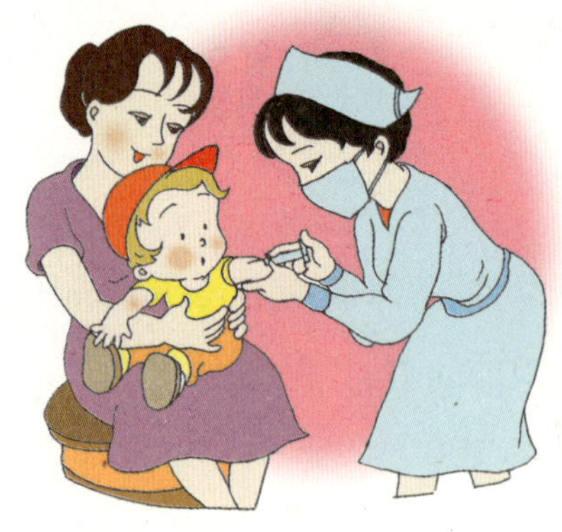

疫苗是指为了预防、控制传染病的发生、流行，用于人体预防接种的预防性生物制品。对于疫苗可预防疾病来说，相对于疾病所造成的致死、致残风险和经济、精神损失，接种疫苗所花费的钱是很少的。接种疫苗是预防传染病最有效、最经济的手段。

疫苗分为两类。第一类疫苗，是指政府免费向公民提供，公民应当依照政府的规定受种的疫苗；第二类疫苗，是指由公民自费并且自愿受种的其他疫苗。

我国实施国家免疫规划，为适龄儿童免费提供乙肝疫苗、卡介

苗、脊髓灰质炎疫苗、百日咳白喉破伤风联合疫苗、麻疹风疹联合疫苗、麻疹风疹腮腺炎联合疫苗、A 群流脑疫苗、A + C 群流脑疫苗、乙脑疫苗、甲肝疫苗、白喉破伤风联合疫苗，预防 12 种传染、感染性疾病。公民可自愿自费选择接种第二类疫苗包括流感疫苗、肺炎疫苗、b 型流感嗜血杆菌疫苗（Hib）、水痘疫苗、轮状病毒疫苗、狂犬病疫苗等。

我国对儿童实行预防接种证制度。儿童出生 1 个月内应办理预防接种证，每次接种疫苗时应携带预防接种证，儿童在入托、入学时需要查验预防接种证。预防接种是儿童的基本权利，儿童监护人应按照程序按时带孩子接种疫苗，因故错过接种的要尽快补种。

（9）在流感流行季节前接种流感疫苗可减少患流感的机会或减轻患流感后的症状

流行性感冒（流感）不同于普通感冒，是一种严重的呼吸道传染病。流感病毒致病性强，传播迅速，每年可引起季节性流行，严重危害公众健康。儿童、老年人、体弱者免疫力低、抵抗力弱，是流感病毒感染的高危人群。

在流感流行季节前接种和流感病毒匹配的流感疫苗可预防流感，减少患流感的机会或减轻患流感后的症状。儿童、老人、体弱者等容易感染流感的人群，应当在医生的指导下接种流感疫苗。由于流感病毒常常发生变异，流感疫苗需每年接种方能获得有效保护。

（10）艾滋病、乙肝和丙肝通过血液、性接触和母婴 3 种途径传播，日常生活和工作接触不会传播

艾滋病、乙肝和丙肝病毒主要通过血液、性接触和母婴途径传播。血液传播是指被感染的血液经皮肤和黏膜暴露而传播。与感染

者共用针头和针具、输入被感染者的血或血成分、移植感染者的组织或器官可造成传播；与感染者共用剃须刀和牙刷、文身和针刺也可能引起传播。性接触传播是指（异性或同性）无防护性行为引起的传播，不使用安全套的性行为就会由于生殖体液的接触而传播。母婴传播是指感染病毒的母亲经胎盘或分娩将病毒传给胎儿，也可以通过哺乳传给婴儿。

艾滋病、乙肝和丙肝病毒都不会借助空气、水或食物传播。在日常工作和生活中，与艾滋病、乙肝和丙肝患者或感染者的一般接触不会被感染。艾滋病、乙肝和丙肝一般不会经马桶圈、电话机、餐饮具、卧具、游泳池或公共浴池等公共设施传播，不会通过一般社交上的接吻、拥抱传播，也不会通过咳嗽、蚊虫叮咬等方式传播。

（11）肺结核主要通过患者咳嗽、打喷嚏、大声说话等产生的飞沫核传播；出现咳嗽、咳痰2周以上，或痰中带血，应及时检查是否得了肺结核

肺结核病是由结核分枝杆菌（结核菌）引起的呼吸道传染病。痰检有结核菌的患者有传染性，具有传染性的患者通过咳嗽、打喷嚏、大声说话产生的飞沫核（微小颗粒）传播结核菌。健康人吸入带有结核菌的飞沫核就会形成结核感染，感染结核菌的人如果抵抗力低或感染菌量大、毒力强就可能得结核病。

一般连续2周以上咳嗽、咳痰，或痰中带血通常是肺结核的主要症状；如果对症治疗2周无效，或同时痰中带有血丝，就有可能是得了肺结核。怀疑得了肺结核要及时到结核病定点医院或者结核病防治机构就诊。早期诊断和及时治疗可以提高治愈率，减少传染他人的可能性。

（12）坚持规范治疗，绝大部分肺结核患者能够治愈，并能有效预防耐药结核病

我国对肺结核患者实行免费检查和免费抗结核药物治疗。肺结核患者应到所在地的结核病定点医院或者结核病防治机构接受规范检查和治疗。

对一般肺结核患者采取为期6～8个月直接督导下的短程化疗，是当前治疗结核病的最主要方法。规范治疗2～3周后，肺结核患者的传染性就会大大降低。得了肺结核病并不可怕，只要坚持规范治疗，绝大多数结核患者是可以治愈的。按照医生要求，坚持全程、按时、按量服药是治愈的最重要条件，否则可能会转化为难治的耐药结核病，耐多药或广泛耐药结核病的治疗疗程通常需要24～36个月，而且，治愈率较低。

传染期肺结核患者应该尽量避免去公共场所，必须外出时应佩戴口罩。在咳嗽、打喷嚏时要用纸巾或手绢捂住口鼻，以减少结核菌的传播。

（13）在血吸虫病流行区，应尽量避免接触疫水；接触疫水后，应及时进行检查或接受预防性治疗

血吸虫病是严重危害人体健康的寄生虫病，人和家畜接触了含有血吸虫尾蚴的水体（简称“疫水”），就会感染血吸虫病。血吸虫感染集中发生在每年的4～10月。

预防血吸虫病，不要接触有钉螺（血吸虫病传播的中间宿主）孳生地的湖、河、塘及水渠的水体，不要在可能含有血吸虫尾蚴的水中游泳、戏水、打草、捕鱼、捞虾、洗衣、洗菜或进行其他活动。因生产、生活和防汛需要接触疫水时，要采取涂抹防护油膏，穿戴防护用品等措施。如无法避免接触疫水后，要及时到当地医院

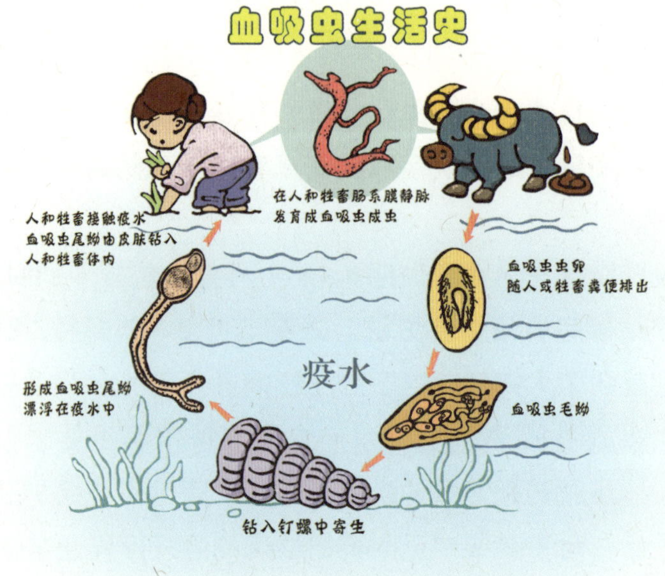


或血吸虫病防治机构进行检查或接受预防性治疗。

(14）家养犬、猫应接种狂犬病疫苗；人被犬、猫抓伤、咬伤后，应立即冲洗伤口，并尽快注射抗狂犬病免疫球蛋白（或血清）和狂犬病疫苗

狂犬病是由狂犬病病毒引起的急性传染病，主要由携带狂犬病病毒的犬、猫等动物咬伤所致，一旦引起发病，病死率达100%。

狂犬病暴露分为三级：接触、喂养动物或者完好的皮肤被犬、猫舔舐，为Ⅰ级暴露；裸露的皮肤被犬、猫轻咬，或被犬、猫轻微抓伤，但皮肤无破损，为Ⅱ级暴露；皮肤被犬、猫抓伤、咬伤，或破损伤口被犬、猫舔舐，为Ⅲ级暴露。Ⅰ级暴露者，无需进行处置；Ⅱ级暴露者，应当立即处理伤口并接种狂犬病疫苗；Ⅲ级暴露者，应当立即处理伤口并注射狂犬病免疫球蛋白或血清，随后接种狂犬病疫苗。狂犬病疫苗一定要按照程序按时、全程接种。

为控制狂犬病传播，饲养者要为犬、猫接种兽用狂犬病疫苗，防止犬、猫发生狂犬病并传播给人。带犬外出时，要使用犬链，或给犬戴上笼嘴，防止咬伤他人。

（15）蚊子、苍蝇、老鼠、蟑螂等会传播疾病

蚊子可以传播疟疾、乙脑、登革热等疾病。要搞好环境卫生，消除蚊子孳生地。根据情况选用纱门、纱窗、蚊帐、蚊香、杀虫剂等防蚊灭蚊用品，防止蚊子叮咬。

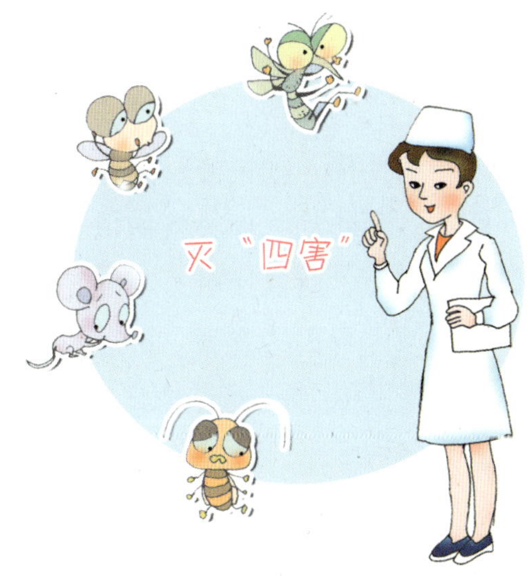


苍蝇可以传播霍乱、痢疾、伤寒等疾病。控制苍蝇的有效方法是处理好苍蝇的孳生环境，如垃圾袋装化（袋子要完好不能破损，袋口要扎紧）、不乱丢垃圾，不随地大便、处理好宠物的粪便等。要注意保管好食物，防止苍蝇叮爬，以免感染疾病。杀灭苍蝇可以使用苍蝇拍、灭蝇灯、粘蝇纸（带、绳）等。

老鼠可以传播鼠疫、流行性出血热、钩端螺旋体病等多种疾病。要搞好环境卫生，减少老鼠的藏身之地；收藏好食品，减少老

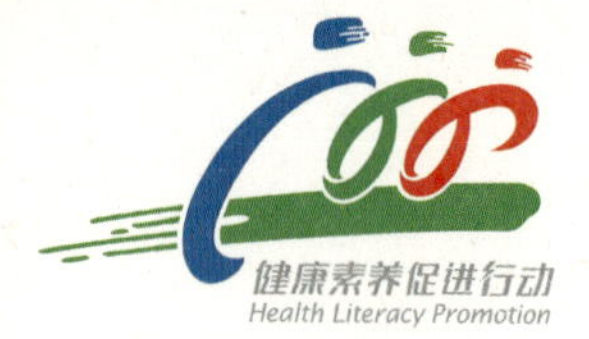


鼠对食物的污染。捕捉、杀灭老鼠可以用鼠夹、鼠笼、粘鼠板等捕鼠工具，还可以使用安全、高效的药物灭鼠。要注意灭鼠药的保管和使用方法，防止人畜中毒。

蟑螂可以传播痢疾、伤寒等多种疾病，其排泄物中的蛋白还可引起过敏性鼻炎和哮喘。蟑螂多生活在潮湿环境中，因此保持室内干燥、清洁，可以减少蟑螂的滋生。用餐后要将食物密闭存放，餐具用热水冲洗干净，炉灶等处保持清洁，及时清理地上及垃圾袋内的垃圾。可以使用药物或蟑螂粘板杀灭蟑螂。

（16）发现病死禽畜要报告，不加工、不食用病死禽畜，不食用国家保护的野生动物

许多疾病可以通过动物传播，如鼠疫、狂犬病、传染性非典型肺炎、高致病性禽流感等。预防动物源性疾病传播，要做到：接触禽畜后要洗手；尽量不与病畜、病禽接触；不加工、不食用病死禽畜；不加工、不食用不明原因死亡的禽畜；不加工、不食用未经卫生检疫合格的禽畜肉；不吃生的或未煮熟煮透的禽畜肉、水产品；不食用国家保护的野生动物。

发现病死禽畜要及时向畜牧部门报告，并按照畜牧部门的要求妥善处理病死禽畜。

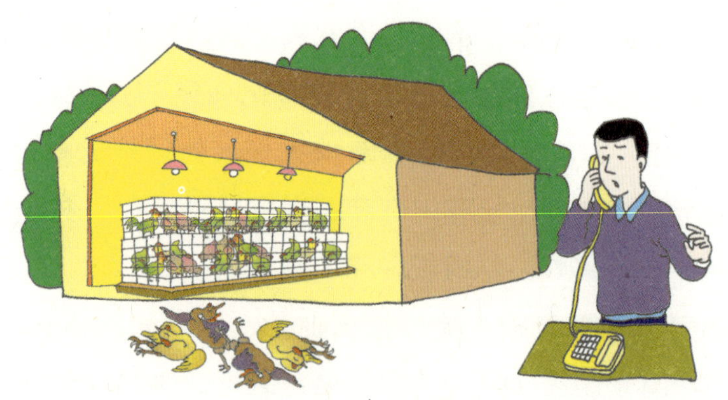

（17）关注血压变化，控制高血压危险因素，高血压患者要学会疾病自我管理

在未使用降压药物的情况下，非同日 3 次测量收缩压≥140mmHg 和（或）舒张压≥90mmHg，可诊断为高血压。患者有高血压病史，目前正在服用抗高血压药物，血压虽低于 140/90 mmHg，仍诊断为高血压。

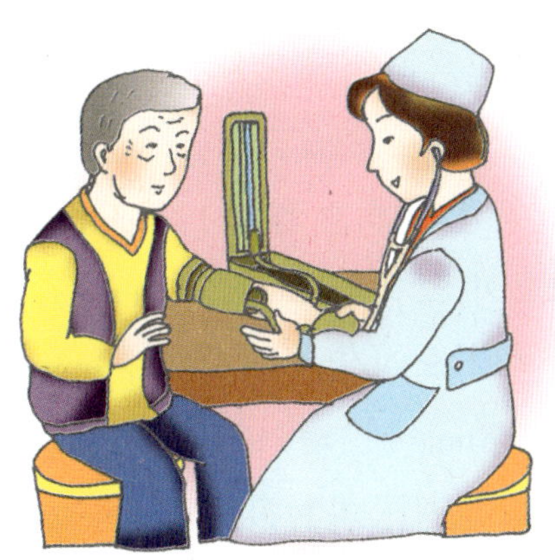

超重或肥胖、高盐饮食、吸烟、长期饮酒、长期精神紧张、体力活动不足者是高血压的高危人群。

高血压患者应遵医嘱服药，定期测量血压和复查。高血压高危人群及高血压患者要养成健康的行为生活方式，食盐摄入量不应超过 6 克/日，应多吃水果和蔬菜，减少油脂摄入，做到合理膳食、控制体重、戒烟限酒、适量运动、减轻精神压力、保持心理平衡。

普通高血压患者的血压（收缩压和舒张压）均应严格控制在 140/90mmHg 以下；糖尿病、慢性肾病、稳定性冠心病、脑卒中后患者的血压控制更宜个体化，一般可以降至 130/80mmHg 以下；老年人收缩压降至 150mmHg 以下。如能耐受，以上全部患者的血压

水平还可以进一步降低。

根据国家基本公共卫生服务项目的要求，乡镇卫生院（村卫生室）、社区卫生服务中心（站）为辖区居民提供高血压管理服务。血压正常者应至少每年测量1次血压，高危人群至少每6个月测量1次血压，并接受医务人员的健康指导。高血压患者每年至少接受4次面对面随访，并在社区医生的指导下做好疾病自我管理。

高血压患者应掌握家庭自测血压方法，做好血压自我监测。

（18）关注血糖变化，控制糖尿病危险因素，糖尿病患者应加强自我管理

出现糖尿病症状加上随机血糖≥11.1mmol/L，或空腹血糖≥7.0mmol/L或糖负荷2小时血糖≥11.1mmol/L，可诊断为糖尿病。空腹血糖（FBG）在6.1mmol/L≤FBG<7.0mmol/L或糖负荷2小时血糖（2hPG）在7.8mmol/L≤2hPG<11.1mmol/L为糖调节受损，也称糖尿病前期，是糖尿病的极高危人群。

具备以下因素之一，即为糖尿病高危人群：处于糖尿病前期、超重与肥胖、高血压、血脂异常、糖尿病家族史、妊娠糖尿病史、巨大儿（出生体重≥4Kg）生育史。

糖尿病患者应全面了解糖尿病知识，遵医嘱用药，定期监测血糖和血脂，控制饮食，适量运动，不吸烟，不喝酒，加强疾病自我管理，预防和减少并发症。

根据国家基本公共卫生服务项目的要求，乡镇卫生院（村卫生室）、社区卫生服务中心（站）为辖区居民提供糖尿病管理服务。对2型糖尿病高危人群进行针对性的健康教育和健康指导，建议其每年至少测量1次空腹血糖；对确诊的2型糖尿病患者，每年提供4次免费空腹血糖检测，至少进行4次面对面随访。

（19）积极参加癌症筛查，及早发现癌症和癌前病变

癌症筛查和早期检测是发现癌症和癌前病变的重要途径，有利于癌症的早期发现和及时治疗，应积极参加癌症定期检查。成年女性应定期参加宫颈癌和乳腺癌筛查，还应进行乳腺自我检查。国家为部分地区农村女性提供免费的宫颈癌、乳腺癌检查。国家在部分农村高发地区和城市地区开展肺癌、上消化道癌、大肠癌、结直肠癌、肝癌、鼻咽癌等癌症筛查和早诊早治。

采取健康生活方式可以预防多种癌症的发生。如戒烟可降低患肺癌的风险；合理饮食可减少结肠癌、乳腺癌、食管癌、肝癌和胃癌的发生；预防和治疗人乳头瘤病毒，可减少宫颈癌的发生。

早发现、早诊断、早治疗是提高癌症治疗效果的关键。重视癌症的早期征兆，出现异常情况及时就医，可促进癌症的早期发现和早期诊断。

（20）每个人都可能出现抑郁和焦虑情绪，正确认识抑郁症和焦虑症

情绪是人类对于各种认知对象的一种内心感受或态度，是人们对工作、学习、生活环境以及他人行为的一种情感体验。情绪分为积极情绪和消极情绪。积极情绪又称正面情绪，主要表现为爱、愉悦、满足、自豪等，使人感到有信心、有希望、充满活力；消极情绪又称负面情绪，主要表现为忧愁、悲伤、痛苦、恐惧、紧张、焦虑等，过度的消极情绪会对人的身心造成不良影响，严重时可能发展为抑郁症和焦虑症等。

抑郁症和焦虑症是两种常见的精神障碍。出现心情压抑、愉悦感缺乏、兴趣丧失，伴有精力下降、食欲下降、睡眠障碍、自我评价下降、对未来感到悲观失望等表现，甚至有自伤、自杀的念头或

行为，持续存在2周以上，就有可能患了抑郁症。突然或经常莫名其妙地感到紧张、害怕、恐惧，常伴有明显的心慌、出汗、头晕、口干、呼吸急促等躯体症状，严重时有濒死感、失控感，如经常频繁发生，就有可能患了焦虑症。

一过性的或短期的抑郁和焦虑情绪，可通过自我调适或心理咨询予以缓解和消除，不用过分担心。如果怀疑自己患有抑郁症和焦虑症，不要有病耻感，要主动就医。不要歧视抑郁症和焦虑症患者。

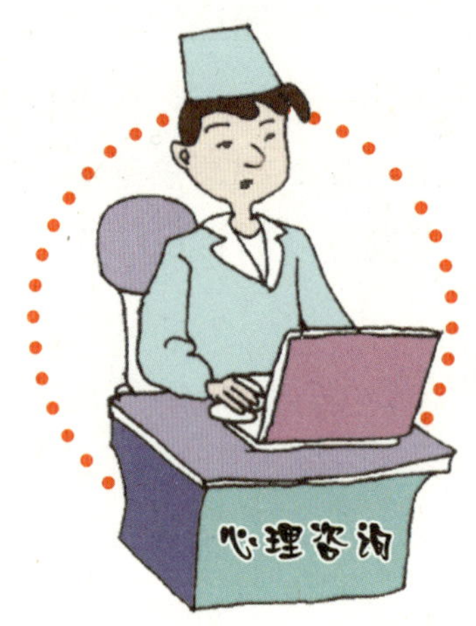


(21) 关爱老年人，预防老年人跌倒，识别老年期痴呆

关爱老年人，尊重老年人的思维方式和自主选择，力所能及地为老年人创造更好的生活环境，支持和鼓励老年人树立新的社会价值自信和家庭价值自信。

跌倒是造成65岁及以上人群因伤害致死的第一位原因，老年人需要增强防跌倒意识。家居环境中尽可能减少障碍物；改善家中照明，保证照明亮度；地面要防滑，并保持干燥；在马桶旁、浴缸旁安装扶手；淋浴室地板上应放置防滑橡胶垫。老年人要选择适合自己的体育锻炼方式，坚持锻炼，增强自身抗跌倒能力和平衡能力。

老年期痴呆是老年期常见的一组慢性进行性精神衰退性疾病，表现为记忆力、计算力、判断力、注意力、抽象思维能力、语言功能减退，情感和行为障碍，独立生活和工作能力丧失。老年期痴呆是不可逆转的进行性病变，应该由精神科或神经科医生诊治，需要给予充分关爱和特殊护理。

（22）选择安全、高效的避孕措施，减少人工流产，关爱妇女生殖健康

育龄男女如果短期内没有生育意愿，可选择口服避孕药、避孕套避孕；已婚已育夫妇提倡使用宫内节育器、皮下埋植等长效高效避孕方法，无继续生育意愿者，可采取绝育术等永久避孕措施。安全期避孕和体外排精等方法避孕效果不可靠，不建议作为常规避孕方法。

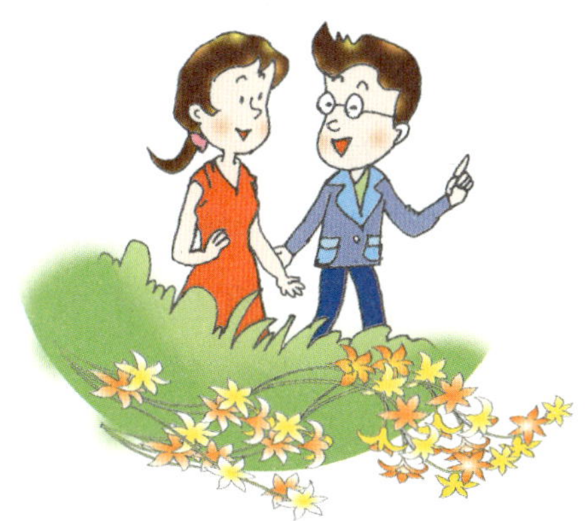

一旦避孕失败或发生无保护性行为，应该采取紧急避孕措施。紧急避孕不能替代常规避孕，一般一个月经周期使用一次，多次使

用避孕效果降低，还会增加药物反应。

发生意外妊娠，需要人工流产时，应到有资质的医疗机构。自行堕胎、非法人工流产，会造成严重并发症甚至威胁生命。

减少人工流产，维护女性生殖健康，需要男女共担责任。反复的人工流产会增加生殖道感染、大出血的风险，甚至发生宫腔粘连、继发不孕等疾病或不良结局，严重影响妇女健康。男性作为性伴侣，在计划生育、避免意外妊娠中应承担更多的责任。杜绝违背妇女意愿的性行为，尊重和维护女性在生殖健康方面的权益。

（23）保健食品不是药品，正确选用保健食品

保健食品指声称具有特定保健功能或者以补充维生素、矿物质为目的的食品，即适宜于特定人群食用，具有调节机体功能，不以治疗疾病为目的，并且在规定剂量之内，对人体不产生任何急性、亚急性或者慢性危害的食品。保健食品可补充膳食摄入不足或调解身体机能，健康人群如果能够坚持平衡膳食，不建议额外使用保健食品。

我国对保健食品实行注册审评制度，由国家食品药品监督管理总局对审查合格的保健食品发给《保健食品批准证书》，获得《保健食品批准证书》的食品准许使用保健食品标志。保健食品标签和说明书必须符合国家有关标准、法规的要求。消费者可根据自身需要，正确选择国家主管部门正式批准和正规厂家生产的合格保健食品，但不能代替药品。

（24）劳动者要了解工作岗位和工作环境中存在的危害因素，遵守操作规程，注意个人防护，避免职业伤害

劳动是每个人的基本需要，但有些工作岗位和工作环境中存在有害因素，会对健康产生影响，甚至可能造成疾病。常见的有害因

素包括有毒有害的化学物质，如粉尘、铅、苯、汞等；有害的物理因素，如噪声、振动、高低气压、电离辐射等；有害的生物因素，如布氏杆菌、炭疽杆菌、森林脑炎病毒等。劳动者过量暴露于上述有害因素，会对健康造成损害，严重时会引起职业病，如矽肺、煤工尘肺、铅中毒、苯中毒等。工作中过量接触放射性物质则会引起放射病。

劳动者必须具有自我保护意识、自我防护知识和技能，要主动了解工作岗位和工作环境中可能存在的职业危害因素，积极采取防护措施，避免职业损害。劳动者必须严格遵守各项劳动操作规程，树立安全意识，掌握个人防护用品的正确使用方法，在工作期间全程、规范使用防护用品，例如防护帽或者防护服、防护手套、防护眼镜、防护口（面）罩、防护耳罩（塞）、呼吸防护器和皮肤防护用品等。要熟悉常见事故的处理方法，掌握安全急救知识。一旦发生事故，能够正确应对，正确逃生、自救和互救。

长期接触职业有害因素，必须定期参加职业健康检查。如果被诊断得了职业病，必须及时治疗，避免与工作环境继续接触，必要时调换工作。

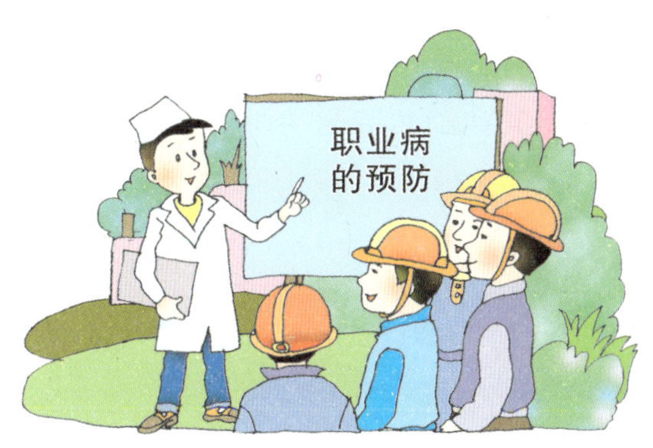

（25）从事有毒有害工种的劳动者享有职业保护的权利

《中华人民共和国职业病防治法》明确规定，劳动者依法享有职业卫生保护的权利。保护劳动者免受不良工作环境对健康的危害，是用人单位的责任。用人单位应当为劳动者创造符合国家职业卫生标准和卫生要求的工作环境和条件，并采取措施保障劳动者获得职业卫生保护。

职业保护的主要保障措施包括：用人单位必须和劳动者签订劳动合同，合同中必须告知劳动者其工作岗位可能存在的职业病危害；必须按照设计要求配备符合要求的职业病危害防护设施和个人防护用品；必须对作业场所职业病危害的程度进行监测、评价与管理；必须按照职业健康监护标准对劳动者进行职业健康检查并建立劳动者健康监护档案；对由于工作造成的健康损害和患职业病的劳动者给予积极治疗和妥善安置，并给予工伤待遇。劳动者要知晓用法律手段保护自己应有的健康权益。

# 3 中国公民健康素养 健康生活方式与行为

（1）健康生活方式主要包括合理膳食、适量运动、戒烟限酒、心理平衡四个方面。

健康生活方式，是指有益于健康的习惯化的行为方式。主要表现为生活有规律，没有不良嗜好，讲求个人卫生、环境卫生、饮食卫生，讲科学、不迷信，平时注意保健、生病及时就医，积极参加健康有益的文体活动和社会活动等等。

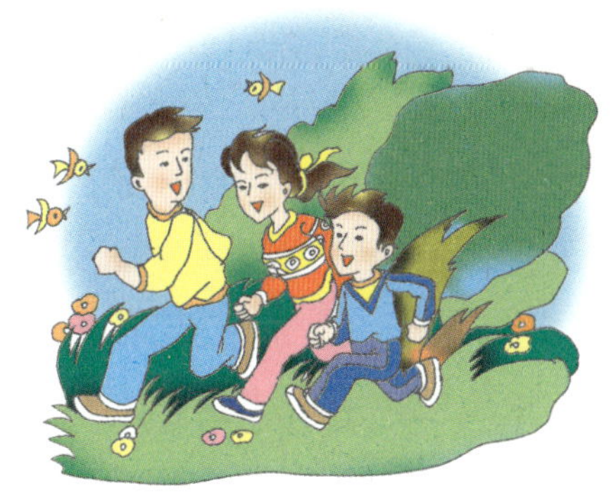

合理膳食指能提供全面、均衡营养的膳食。食物多样，才能满足人体各种营养需求，达到合理营养，促进健康的目的。国家卫生和计划生育委员会发布的《中国居民膳食指南》（2016）为合理膳食提供了权威的指导。

适宜运动指运动方式和运动量适合个人的身体状况，动则有益，贵在坚持。运动应适度量力，选择适合自己的运动方式、强度和运动量。健康人可以根据运动时的心率来控制运动强度，最大心率=220－年龄，每周至少运动3次。

戒烟的人，不论吸烟多久，都应该戒烟。戒烟越早越好，任何时候戒烟对身体都有好处，都能够改善生活质量。

过量饮酒，会增加患某些疾病的风险，并可导致交通事故及暴力事件的增加。建议成年男性一天饮用的酒精量不超过25克，女性不超过15克。

心理平衡，是指一种良好的心理状态，即能够恰当地评价自己，应对日常生活中的压力，有效率地工作和学习，对家庭和社会有所贡献的良好状态。乐观、开朗、豁达的生活态度，将目标定在自己能力所及的范围内，建立良好的人际关系，积极参加社会活动等均有助于个体保持自身的心理平衡状态。

（2）保持正常体重，避免超重与肥胖

正常体重有助于保持健康，预防疾病。体重过高和过低都是不健康的表现，易患多种疾病。超重和肥胖者易患心血管疾病、糖尿病和某些肿瘤等。体重正常者应保持体重，超重和肥胖者应控制体重到正常范围。

体重是否正常取决于进食量与活动量的平衡。食物提供人体能量，运动消耗能量。进食量大而运动量不足，多余的能量就会在体内以脂肪的形式储存下来，造成超重或肥胖；相反，若进食量不足，可引起体重过低或消瘦。

体重是否正常可用体重指数（BMI）来判断，BMI＝体重（千克）/身高（米）$^2$。成人正常体重指数在18.5～23.9 $kg/m^2$之间，体重指数在24～27.9 $kg/m^2$之间为超重，体重指数≥28 $kg/m^2$为肥胖。

腰围是判断超重肥胖的另一种常用指标。成年男性正常腰围的警戒线为≥85（厘米），女性为≥80（厘米）；男性超标线为≥90（厘米），女性为≥85（厘米）。

（3）膳食应以谷类为主，多吃蔬菜、水果和薯类，注意荤素、粗细搭配

食物可以分为谷类（米、面、杂粮等）和薯类，动物性食物（肉、禽、鱼、奶、蛋等），豆类和坚果（大豆、其他干豆类及花生、核桃等坚果），蔬菜、水果和菌藻类，纯能量食物（动植物油、淀粉、糖、酒等）等五类。多种食物组成的膳食，才能满足人体各种营养需求。三餐食物要多样化，注意荤素搭配。

谷类食物是我国居民传统膳食的主体，是人类最好的基础食物，也是最经济的能量来源。以谷类为主的膳食既可提供充足的能量，又可避免摄入过多的脂肪，对预防心脑血管疾病、糖尿病和癌症有益。成年人每天应摄入250～400克的谷类食物。要注意粗细搭配，经常吃一些粗粮、杂粮和全谷类食物，其中全谷物和杂豆类50～150克，薯类50～100克。

蔬菜水果是维生素、矿物质、膳食纤维和植物化学物质的重要来源，薯类含有丰富的淀粉、膳食纤维以及多种维生素和矿物质。蔬菜、水果和薯类能够保持肠道正常功能，调节免疫力，降低肥胖、糖尿病、高血压等慢性疾病患病风险。建议成年人每天吃蔬菜300～500克，水果200～350克。蔬菜和水果不能相互替换，建议餐餐有蔬菜，天天有水果，果汁不能代替鲜果。

中国居民平衡膳食塔（2016）

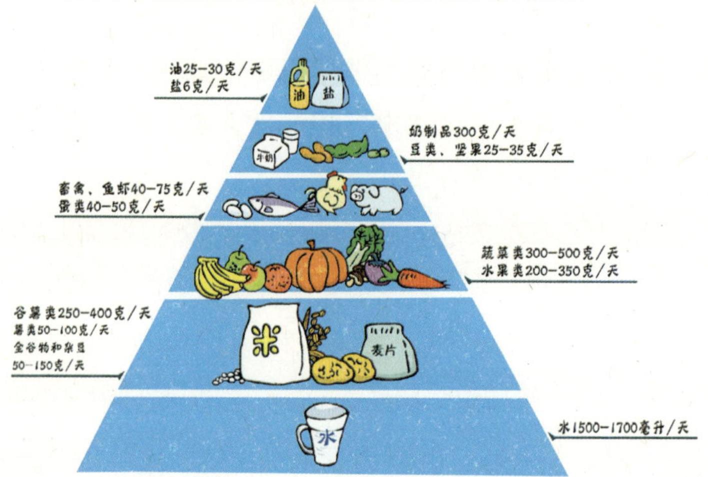


（4）提倡每天食用奶类、豆类及其制品

奶类营养丰富，营养组成比例适宜，容易消化吸收，是膳食钙质的极好来源。饮奶有利于骨质健康，减少骨质丢失。儿童青少年饮奶有利于生长发育和骨骼健康，同时预防成年后发生骨质疏松。建议每人每天饮奶 300 克或相当量的奶制品。高血脂和超重肥胖者应选择低脂、脱脂奶及其制品。

大豆含丰富的优质蛋白质、必需脂肪酸、B 族维生素、维生素 E 和膳食纤维等营养素，且含有磷脂、低聚糖以及异黄酮、植物固醇等多种人体需要的植物化学物质。适当多吃大豆及其制品可以增加优质蛋白质的摄入量，也可防止过多消费肉类带来的不利影响。建议每人每天摄入 25～35 克大豆或相当量的豆制品。

（5）膳食要清淡，要少油少盐，食用合格碘盐

油、盐摄入过多是我国城乡居民普遍存在的膳食问题。油摄入

过多增加患肥胖、高血脂、动脉粥样硬化等多种慢性疾病的风险。盐摄入量过高与高血压的患病率密切相关。应养成清淡饮食、少油少盐的膳食习惯。建议每人每天烹调油用量25～30克，食盐摄入量不超过6克（包括酱油、酱菜、酱中的含盐量）。

坚持食用碘盐能有效预防碘缺乏病，人体碘摄入量不足可引起碘缺乏病。成人缺碘可导致缺碘性甲状腺肿；儿童缺碘可影响智力发育，严重缺碘会造成生长发育不良、身材矮小、痴呆等；孕妇缺碘会影响胎儿大脑发育，还会引起早产、流产、胎儿畸形。

高碘地区的居民、甲状腺功能亢进患者、甲状腺炎患者等少数人群不宜食用碘盐。

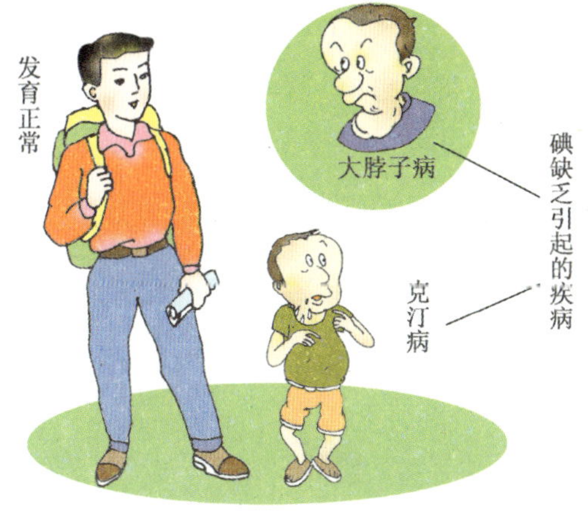


（6）讲究饮水卫生，每天适量饮水

生活饮用水受污染可以传播肠道传染病等疾病，还可能引起中毒。保护健康，要注意生活饮用水安全。

保障生活饮用水安全卫生，首先要保护好饮用水源。提倡使用自来水。受污染水源必须净化或消毒处理后，才能用做生活饮用水。

在温和气候条件下，轻体力活动的成年人每日最少饮水1500～1700毫升，在高温或强体力劳动的条件下，应适当增加。要主动饮水，不要等口渴了再喝水。饮水最好选择白开水，不喝或少喝含糖饮料。

（7）生、熟食品要分开存放和加工，生吃蔬菜水果要洗净，不吃变质、超过保质期的食品

生食品是指制作食品的原料，如鱼、肉、蛋、禽、菜、粮等。熟食品是指能直接食用的食品，如熟肉、火腿肠、可生吃的蔬菜、咸菜等。

在食品加工、贮存过程中，生、熟食品要分开；冰箱保存食物时，也要注意生熟分开，熟食品要加盖储存。切过生食品的刀不能再切熟食品，盛放过生食品的容器不能再盛放熟食品，避免生熟食品直接或间接接触。

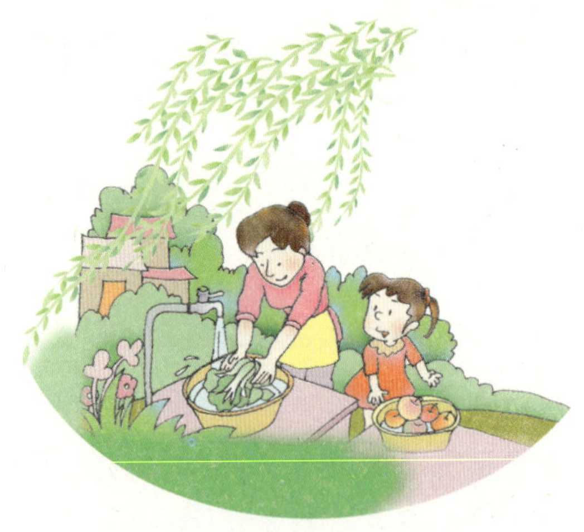

生食品要烧熟煮透再吃，剩饭菜应重新彻底加热再吃。碗筷等餐具应定期煮沸消毒。生的蔬菜、水果可能沾染致病菌、寄生虫

卵、有毒有害化学物质，生吃蔬菜水果要洗净。

储存时间过长或者储存不当都会引起食物受污染或者变质，受污染或者变质的食品不能再食用。任何食品都有储藏期限，在冰箱里放久了也会变质。

不要吃过期食物。购买预包装食品时要查看生产厂家名称、地址、生产日期和保质期，不购买标识不全的食品。

（8）成年人每日应进行 6～10 千步当量的身体活动，动则有益，贵在坚持

身体活动指由于骨骼肌收缩产生的机体能量消耗增加的活动。进行身体活动时，心跳、呼吸加快，循环血量增加，代谢和产热加速，这些反应是产生健康效益的生理基础。

适量身体活动有益健康，动则有益，贵在坚持，适度量力。身体活动对健康的影响取决于活动方式、强度、时间和频度。

有氧运动有助于增进心肺功能、降低血压和血糖、增加胰岛素的敏感性、改善血脂和内分泌系统的调节功能，能提高骨密度、减少体内脂肪蓄积、控制不健康的体重增加。有氧运动是指躯干、四肢等大肌肉群参与为主的、有节律、时间较长、能够维持在一个稳定状态的身体活动（如长跑、步行、骑车、游泳等）。例如，每小时 4 千米的中等速度步行，每小时 12 千米的速度骑自行车等均属于有氧运动。

推荐成年人每日进行 6～10 千步当量的身体活动。千步当量是度量能量消耗的单位，以 4 千米/小时中速步行 10 分钟的活动量为 1 个千步当量，其活动量等于洗盘子或熨衣服 15 分钟或慢跑 3 分钟。千步当量相同，其活动量即相同。

运动强度可通过心率来估算。最大心率 =220 − 年龄，当心率

达到最大心率的60% ~75%时，身体活动水平则达到了中等强度。成年人每周应进行150分钟中等强度或75分钟高强度运动，或每天进行中等强度运动30分钟以上，每周3 ~5天。

以一周为时间周期，合理安排有氧运动，体育文娱活动、肌肉关节功能活动和日常生活工作中的身体活动内容。活动强度和形式的选择应根据个人的体质状况确定，增加活动量应循序渐进，运动中发生持续的不适症状，应停止活动，必要时及时就医。

(9) 吸烟和二手烟暴露会导致癌症、心血管疾病、呼吸系统疾病等多种疾病，吸烟者的平均寿命比不吸烟者至少减少10年

我国吸烟人数超过3亿，约有7.4亿不吸烟者遭受二手烟暴露的危害。每年死于吸烟相关疾病的人数超过100万。吸烟和二手烟暴露导致的多种慢性疾病给整个社会带来了沉重的负担。

烟草烟雾含有7000余种化学成分，其中有数百种有害物质，至少69种为致癌物。吸烟及二手烟暴露均严重危害健康，即使吸入少量烟草烟雾也会对人体造成危害。

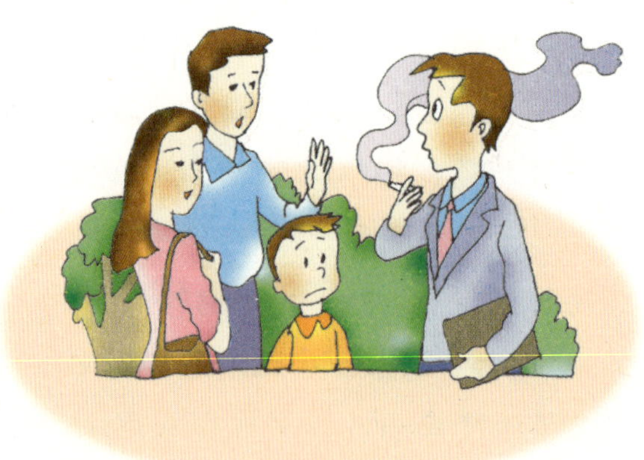

吸烟可导致多种癌症、冠心病、脑卒中、慢性阻塞性肺疾病、

糖尿病、白内障、男性勃起功能障碍、骨质疏松等疾病。二手烟暴露可导致肺癌等恶性肿瘤、冠心病、脑卒中和慢性阻塞性肺疾病等疾病。90% 的男性肺癌死亡和 80% 的女性肺癌死亡与吸烟有关。现在吸烟者中将来会有一半因吸烟而提早死亡，吸烟者的平均寿命比不吸烟者至少减少 10 年。

（10）“低焦油卷烟”、“中草药卷烟”不能降低吸烟带来的危害，反而容易诱导吸烟，影响吸烟者戒烟

不存在无害的烟草制品，只要吸烟就有害健康。有充分证据说明，相比于吸普通烟，吸“低焦油卷烟”并不会降低吸烟带来的危害。“中草药卷烟”与普通卷烟一样会对健康造成危害。吸烟者在吸“低焦油卷烟”的过程中存在“吸烟补偿行为”，包括用手指和嘴唇堵住滤嘴上的透气孔、加大吸入烟草烟雾量和增加吸卷烟的支数等。“吸烟补偿行为”的存在使吸烟者吸入的焦油和尼古丁等有害成分并未减少。“低焦油卷烟”和“中草药卷烟”这些烟草制品不能降低吸烟对健康的危害，反而容易诱导吸烟，影响吸烟者戒烟。

（11）任何年龄戒烟均可获益，戒烟越早越好，戒烟门诊可提供专业戒烟服务

烟草制品中的尼古丁可导致烟草依赖，烟草依赖是一种慢性成瘾性疾病。戒烟可以显著降低吸烟者肺癌、冠心病、慢性阻塞性肺疾病等多种疾病的发病和死亡风险，并可延缓疾病的进展和改善预后。减少吸烟量并不能降低其发病和死亡风险。吸烟者应当积极戒烟，戒烟越早越好，任何年龄戒烟均可获益。只要有戒烟的动机并掌握一定的技巧，都能做到彻底戒烟。研究发现，60、50、40 或 30 岁时戒烟可分别赢得 3、6、9 或 10 年的预期寿命；戒烟 10 年后，

戒烟者肺癌发病风险降至持续吸烟者的30%~50%；戒烟1年后，戒烟者发生冠心病的风险大约降低50%，戒烟15年后，将降至与从不吸烟者相同的水平。

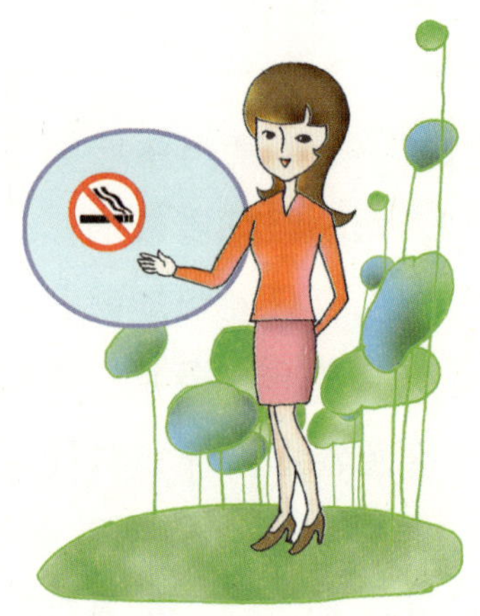

吸烟者在戒烟过程中可能出现不适症状，必要时可寻求专业戒烟服务。戒烟门诊可向吸烟者提供专业戒烟服务。

（12）少饮酒，不酗酒，戒酒需要医学专业指导

酒的主要成分是乙醇和水，几乎不含有营养成分。经常过量饮酒，会使食欲下降，食物摄入量减少，从而导致多种营养素缺乏、急慢性酒精中毒、酒精性脂肪肝等，严重时还会造成酒精性肝硬化。过量饮酒还会增加患高血压、脑卒中（中风）等疾病的风险，并可导致交通事故及暴力事件的增加，危害个人健康和社会安全。少饮酒，不酗酒。

建议成年男性一天饮用酒的酒精量不超过25克，成年女性不超过15克。禁止孕妇和儿童、青少年饮酒。如果饮酒成为生活的第一需要，无法克制对酒的渴望，不喝酒会出现身体、心理上的不舒服，甚至出现幻觉妄想等精神症状，这时就需要去精神科接受相

应治疗。

（13）遵医嘱使用镇静催眠药和镇痛药等成瘾性药物，预防药物依赖

遵医嘱使用镇静催眠药和镇痛药等成瘾性药物，可以治疗和缓解病痛。不合理地长期、大量使用可导致药物依赖。药物依赖会损害健康，严重时会改变人的心境、情绪、意识和行为，引起人格改变和各种精神障碍，甚至出现急性中毒乃至死亡。因此，任何人都不要擅自使用镇静催眠药和镇痛药等成瘾性药物，包括含有麻醉药品、精神药品成份的复方制剂（如含有可待因、福尔可定等具有成瘾性成分的止咳药），也不要随意丢弃或给他人使用。

出现药物依赖后，应去综合医院精神科或精神专科医院接受相应治疗。

（14）拒绝毒品

毒品指鸦片、海洛因、甲基苯丙胺（冰毒）、吗啡、大麻、可卡因，以及国家规定管制的其他能够使人形成瘾癖的麻醉药品和精神药品。任何毒品都具有成瘾性。毒品成瘾是一种具有高复发性的慢性脑疾病，其特点是对毒品产生一种强烈的心理渴求和强迫性、冲动性、不顾后果的用药行为。

吸毒非常容易成瘾，任何人使用毒品都可导致成瘾，不要有侥幸心理，永远不要尝试毒品。毒品严重危害健康，吸毒危害自己、危害家庭、危害社会、触犯法律。一旦成瘾，应进行戒毒治疗。

（15）劳逸结合，每天保证7～8小时睡眠

任何生命活动都有其内在节律性。生活规律对健康十分重要，工作、学习、娱乐、休息、睡眠都要按作息规律进行。要注意劳逸结合，培养有益于健康的生活情趣和爱好。顺应四时，起居有常。

睡眠时间存在个体差异，成人一般每天需要 7～8 小时睡眠，儿童青少年需要更多睡眠，长期睡眠时间不足有害健康。

（16）应该重视和维护心理健康，遇到心理问题时应主动寻求帮助

每个人一生中都会遇到各种心理卫生问题，重视和维护心理健康非常必要。

心理卫生问题能够通过调节自身情绪和行为、寻求情感交流和心理援助等方法解决。采取乐观、开朗、豁达的生活态度，把目标定在自己能力所及的范围内，调适对社会和他人的期望值，建立良好的人际关系，培养健康的生活习惯和兴趣爱好，积极参加社会活动等，均有助于保持和促进心理健康。

如果怀疑有明显心理行为问题或精神疾病，要及早去精神专科医院或综合医院的心理科或精神科咨询、检查和诊治。

精神疾病是可以预防和治疗的。被确诊患有精神疾病者，应及时接受正规治疗，遵照医嘱全程、不间断、按时按量服药。积极向医生反馈治疗情况，主动执行治疗方案。通过规范治疗，多数患者病情可以得到控制，减少对正常生活的不良影响。

（17）勤洗手、常洗澡、早晚刷牙、饭后漱口，不共用毛巾和洗漱用品

用正确的方法洗手能有效地防止感染及传播疾病。每个人都应养成勤洗手的习惯，特别是制备食物前要洗手、饭前便后要洗手、外出回家后先洗手。用清洁的流动水和肥皂洗手。

勤洗头、理发，勤洗澡、换衣，能及时清除毛发中、皮肤表面、毛孔中的皮脂、皮屑等新陈代谢产物以及灰尘、细菌，防止皮肤发炎、长癣。

每天早晚刷牙，饭后漱口。用正确方法刷牙，成人使用水平颤动拂刷法刷牙。吃东西、喝饮料后要漱口，及时清除口腔内食物残渣，保持口腔卫生。提倡使用牙线。

洗头、洗澡和擦手的毛巾，应保持干净，并且做到一人一盆一巾，不与他人共用毛巾和洗漱用具，防止沙眼、急性流行性结膜炎（俗称红眼病）等接触性传染病传播；也不要与他人共用浴巾洗澡，防止感染皮肤病和性传播疾病。不与他人共用牙刷和刷牙杯，牙刷要保持清洁，出现刷毛卷曲应立即更换，一般每3个月更换一次。

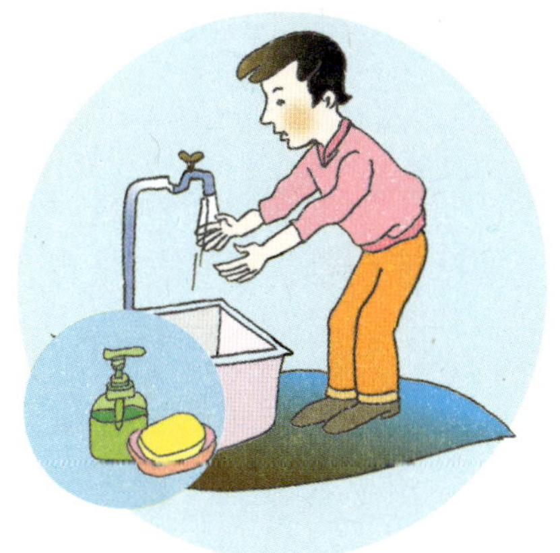

（18）根据天气变化和空气质量，适时开窗通风，保持室内空气流通

阳光和新鲜的空气是维护健康不可缺少的。

阳光中的紫外线，能杀死多种致病微生物。让阳光经常照进屋内，可以保持室内干燥，减少细菌、真菌繁殖的机会。开窗通风，可以保持室内空气流通，使室内有害气体或病菌得到稀释，预防呼吸道传染病发生。

雾霾、沙尘天气时，应关闭门窗，减少室外颗粒物进入室内；

遇到持续雾霾天气时，应选择空气污染相对较轻的时段，定时通风换气，否则有可能造成室内二氧化碳浓度过高，出现缺氧。

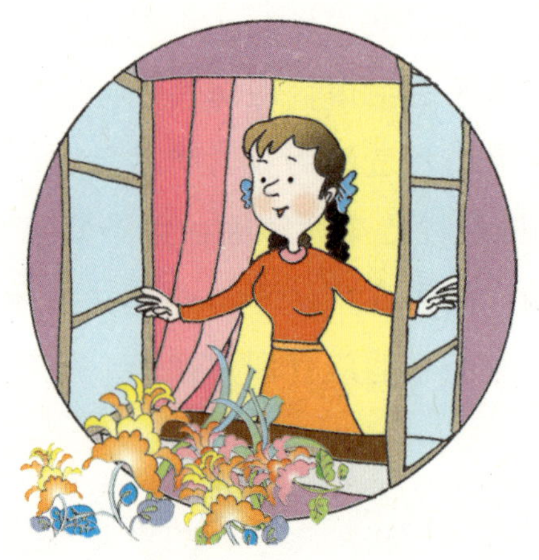

（19）不在公共场所吸烟、吐痰，咳嗽、打喷嚏时遮掩口鼻

世界卫生组织《烟草控制框架公约》指出，接触二手烟雾会造成疾病、功能丧失或死亡。室内工作场所、公共场所和公共交通工具内完全禁烟是保护人们免受二手烟危害的最有效措施。二手烟不存在所谓的“安全暴露”水平，在同一建筑物或室内，划分吸烟区和非吸烟区将吸烟者和不吸烟者分开、安装净化空气或通风设备等，都不能够消除二手烟雾对不吸烟者的危害。吸烟者应当尊重他人的健康权益，不当着他人的面吸烟，不在禁止吸烟的场所吸烟。

肺结核病、流行性感冒、流行性脑脊髓膜炎、麻疹等常见呼吸道传染病的病原体可随患者咳嗽、打喷嚏、大声说话、随地吐痰时产生的飞沫进入空气，传播给他人。所以不要随地吐痰，咳嗽、打喷嚏时用纸巾、手绢、手肘等遮掩口鼻。这也是社会进步、文明的表现。

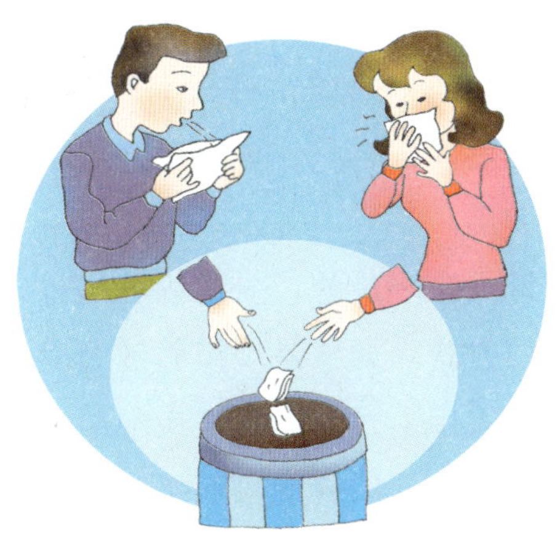

（20）农村使用卫生厕所，管理好人畜粪便

卫生厕所是指有墙、有顶，厕坑及贮粪池不渗漏，厕所内整洁卫生，没有蝇蛆，基本无臭味，粪便及时清理并进行无害化处理。

无害化卫生厕所是既符合卫生厕所基本要求，又具有粪便无害化处理功能，并能够进行规范管理、使用和维护的厕所。

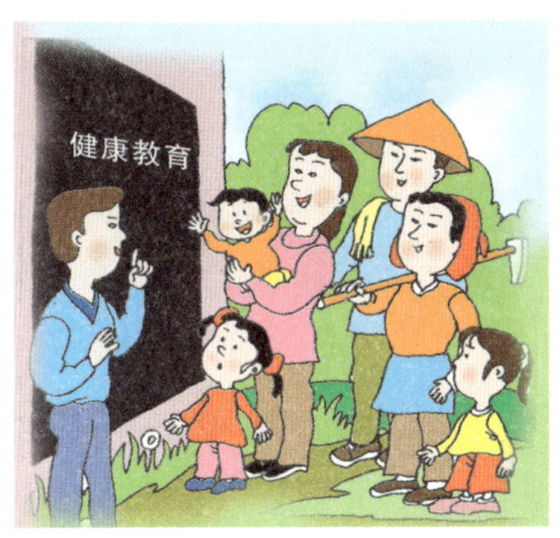


粪便无害化处理可有效杀灭粪便中致病细菌和寄生虫，使病原体失去传染性，防止蚊蝇蛆孳生，减少肠道传染病与寄生虫病传播

流行。日常生活和农业生产中经常使用高温堆肥法、沼气发酵法、漂白粉或生石灰搅拌处理等方法。在没有使用无害化厕所的地区，常用方法是粪便清理后加拌秸秆、黄土后高温堆肥，变成有机肥后作为农作物的底肥使用。

禽畜粪便如果是一家一户的、少量饲养的方式，一般采用收集后与人粪一起堆肥的方式。如果是规模养殖企业，对猪粪等含水率高的禽畜粪便，一般采用沼气发酵、直接堆腐、塔式发酵等生物发酵模式，对鸡粪等含水率低的粪便可直接晾晒、烘干等，处理后的禽畜粪便可以作为有机肥或饲料使用。

（21）科学就医，及时就诊，遵医嘱治疗，理性对待诊疗结果

科学就医是指合理利用医疗卫生资源，选择适宜、适度的医疗卫生服务，有效防治疾病、维护健康。

生病后要及时就诊，早诊断、早治疗，避免延误治疗的最佳时机，这样既可以减少疾病危害，还可以节约看病的花费。遵从分级诊疗，避免盲目去大医院就诊。就医时要携带有效身份证件、既往病历及各项检查资料，如实向医生陈述病情，配合医生治疗，遵从医嘱按时按量用药。按照医生的要求调配饮食、确定活动量、改变不健康的行为生活方式。不要有病乱求医，使用几个方案同时治疗，不要轻信偏方，不要凭一知半解、道听途说自行买药治疗，更不要相信封建迷信。

医学所能解决的健康问题是有限的，公众应当正确理解医学的局限性，理性对待诊疗结果，不要盲目地把疾病引发的不良后果简单归咎于医护人员的责任心和技术水平。如果对诊疗结果有异议，或者认为医护人员有过失，应通过正当渠道或法律手段解决，不能采取扰乱医疗秩序或伤害医护人员的违法行为。

（22）合理用药，能口服不肌注，能肌注不输液，在医生指导下使用抗生素

合理用药是指安全、有效、经济地使用药物。用药要遵循能不用就不用，能少用就不多用；能口服不肌注，能肌注不输液的原则。必须注射或输液时，应做到“一人一针一管”。任何药物都有不良反应，用药过程中如有不适要及时咨询医生或药师。

购买药品要到合法的医疗机构和药店，处方药必须凭执业医师处方购买。服药前要检查药品有效期，禁止使用过期药品；要妥善存放药品，防止药物变质或失效，防止儿童及精神异常者接触。一旦误服、误用药物，要及时携带药品及包装就医。

抗生素是处方药。所有抗生素在抗感染的同时都有不同程度的不良反应甚至毒性反应。一般针对细菌感染的抗生素对病毒引起的感冒、伤风和其他上呼吸道感染无效。因此，为有效进行抗感染治疗、避免发生耐药，减少不良反应，预防滥用，必须在医生的指导下规范、合理使用抗生素。

（23）戴头盔、系安全带，不超速、不酒驾、不疲劳驾驶，减少道路交通伤害

在道路交通碰撞中，佩戴安全头盔可有效减轻摩托车驾驶员的头部伤害，使驾驶员的死亡风险减少20%～45%；系安全带可使汽车驾乘人员的致命伤害降低40%～60%。驾驶时，速度每增加1千米/小时，伤害危险增加3%，严重或致命伤亡危险增加5%。酒精、毒品、某些药物会减弱驾驶人员的判断能力和反应能力，即使是较低的血液酒精含量或药物浓度，也会增加交通事故风险。疲劳驾驶显著增加严重交通事故风险，驾驶员连续驾驶2小时应休息1次，保证驾驶时精力充沛、注意力集中。

儿童乘客应使用安全座椅，安全座椅要与儿童的年龄、身高和体重相适应。汽车碰撞时，儿童安全座椅可使婴幼儿死亡率降低54%～71%。

每个人都应对自己和他人的生命与健康负责，重视道路交通安全，严格遵守交通法规，避免交通伤害的发生。

（24）加强看护，避免儿童接近危险水域，预防溺水

溺水是我国儿童意外伤害死亡的第一位原因，要加强对儿童的看护和监管。儿童游泳时，要有成人带领或有组织的进行，不要单独下水。游泳的场所，最好是管理规范的游泳池，不提倡在天然水域游泳，下雨时不宜在室外游泳。

下水前，应认真做准备活动，以免下水后发生肌肉痉挛等问题。水中活动时，要避免打闹、跳水等危险行为，如有不适应立即呼救。家长带领儿童进行水上活动时，应有专职救生员的全程监护，并为儿童配备合格的漂浮设备。

对于低龄儿童，家长要重点看护。不能将儿童单独留在卫生间、浴室、开放的水源边，家中的储水容器要及时排空或加盖。

（25）冬季取暖注意通风，谨防煤气中毒

冬季使用煤炉、煤气炉或液化气炉取暖，由于通风不良，供氧不充分或气体泄漏，可引起大量一氧化碳在室内蓄积，造成人员中毒。

预防煤气中毒，要尽量避免在室内使用炭火盆取暖；使用炉灶取暖时，要安装风斗或烟筒，定期清理烟筒，保持烟道通畅；使用液化气时，要注意通风换气，经常查看煤气、液化气管道、阀门，如有泄漏应及时请专业人员维修。在煤气、液化气灶上烧水、做饭时，要防止水溢火灭导致的煤气泄漏。如发生煤气泄漏，应立即关

闭阀门、打开门窗，使室内空气流通。

煤气中毒后，轻者感到头晕、头痛、四肢无力、恶心、呕吐；重者可出现昏迷、体温降低、呼吸短促、皮肤青紫、唇色樱红、大小便失禁，抢救不及时会危及生命。发现有人煤气中毒，应立即把中毒者移到室外通风处，解开衣领，保持呼吸顺畅；对于中毒严重者，应立即呼叫救护车，送医院抢救。

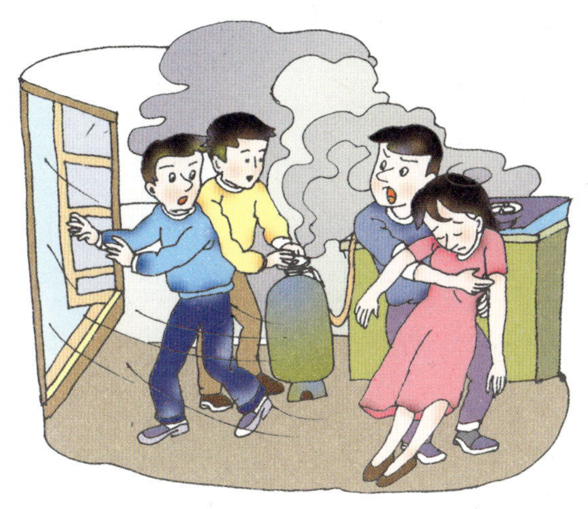

（26）主动接受婚前和孕前保健，孕期应至少接受 5 次产前检查并住院分娩

婚前和孕前保健可以帮助准备结婚或怀孕的男女双方了解自身的健康状况，发现可能影响婚育的有关疾病和问题，接受有针对性的咨询和指导，提高婚姻质量和促进安全孕育。

妇女怀孕后应及时去医院检查，建立“孕产妇保健手册”。孕妇孕期至少应进行 5 次产前检查，孕早期 1 次，孕中期 2 次，孕晚期 2 次，有异常情况者应适当增加检查次数。定期产前检查能够动态监测胎儿发育情况，及时发现妊娠并发症或并发症。

孕妇要到有助产技术服务资格的医疗保健机构住院分娩，高危

孕妇应提前住院待产，最大限度地保障母婴安全。

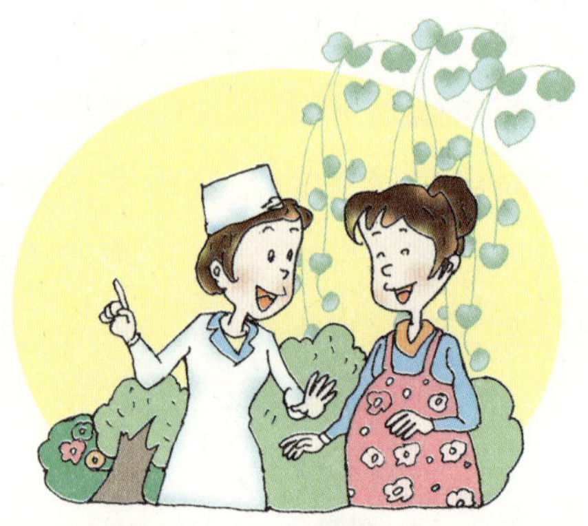

（27）孩子出生后应尽早开始母乳喂养，满 6 个月时合理添加辅食

母乳是婴儿最理想的天然食品，含有婴儿所需的全部营养以及大量的抗体和免疫活性物质，有助于婴儿发育，增强婴儿的免疫能力。母乳喂养不仅能增进母子间的情感，还能促进母亲的产后康复。

为了母乳喂养成功，孩子出生后 1 小时内就应开始哺乳。纯母

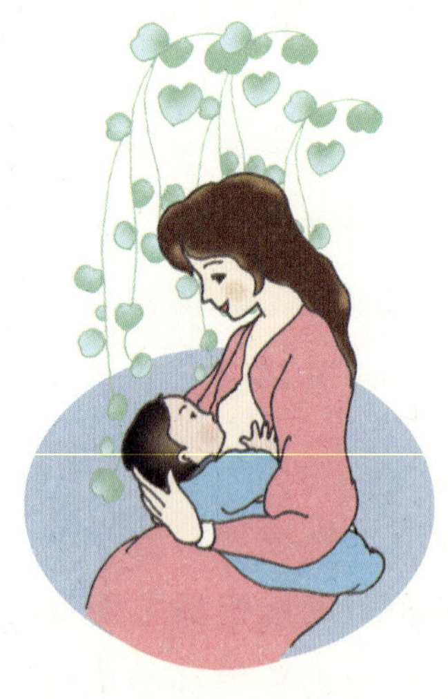

乳喂养可满足6个月内婴儿所需全部液体、能量和营养素，因此婴儿出生后，应首选纯母乳喂养，6个月内不需要添加任何辅食。母乳喂养可以持续至2岁或2岁以上。

婴儿6个月起，要适时、适量添加辅食。添加辅食的原则是由一种到多种，由少到多，由软到硬，由细到粗。开始添加的辅食形态应为泥糊状，逐步过渡到固体食物。从少量开始，逐渐增加。要观察婴儿大便是否正常，婴儿生病期间不应添加新的食物。添加的食物品种应多样化，预防偏食和厌食。

（28）通过亲子交流、玩耍促进儿童早期发展，发现心理行为发育问题要尽早干预

重视儿童早期发展，0～3岁儿童的身心健康是发展的基础，应把儿童的健康、安全和养育工作放在首位。家长、抚养人和学前教育工作者，应成为儿童生活的照顾者、情感的关爱者、行为的榜样者和活动的引导者。

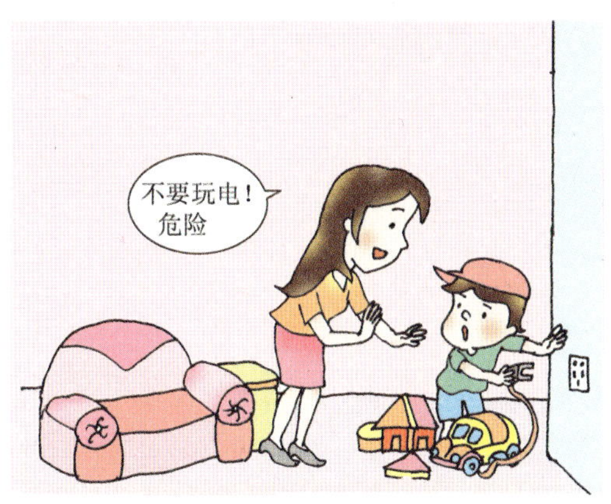


重视儿童的情感关怀，强调以亲为先，以情为主，赋予亲情和关爱。尊重儿童意愿，创设宽松、温馨的家庭式氛围，满足儿童成

长的需求。尊重儿童身心发展规律，顺应儿童天性，把握每个阶段的发展特点和水平。要从日常生活中选择儿童感兴趣的、富有价值的教育内容，将教育贯穿在一日生活之中，丰富儿童的认识和经验。开展丰富多样的、符合儿童发展阶段特点的游戏活动，让儿童在快乐的游戏中，开启潜能，推进发展。重视儿童的发展差异，提倡更多地实施个性化教育，促进每个儿童富有个性地发展。

经常与儿童沟通、交流，关注儿童日常行为，及时发现心理行为问题，予以引导和干预。培养儿童健康的心智和人格，促进儿童社会性和情感的健康发展。

（29）青少年处于身心发展的关键时期，要培养健康的行为生活方式，预防近视、超重与肥胖，避免网络成瘾和过早性行为

青少年处于儿童向成人过渡的阶段，生理和心理发生着巨大变化。体格生长迅速，内脏器官功能逐步完善，两性的第二性征更加明显，男孩出现遗精、女孩出现月经，到青春期晚期已具备生殖功能。处于过渡期的青少年，自我意识逐渐增强，渴望独立，人生观、价值观逐渐形成，性意识觉醒和发展，但生理和心理尚未完全成熟，需要关注和正确引导。

青少年应该培养健康的行为生活方式。要有充足睡眠，保证精力充沛；保持平衡膳食，加强户外活动，预防超重和肥胖；培养良好的用眼习惯，避免长时间看书、看电视和电子屏、玩电子游戏，每天坚持做眼保健操，保护视力，预防近视；远离烟草和酒精，拒绝毒品。

青少年要从正规渠道获取生殖与性健康信息，拒绝性骚扰、性诱惑和性暴力，避免过早发生性行为。不安全性行为可能带来意外妊娠或性传播疾病，严重危害青少年身心健康。

# 4 中国公民健康素养基本技能

（1）关注健康信息，能够获取、理解、甄别、应用健康信息

日常生活中，要有意识地关注健康信息。遇到健康问题时，能够积极主动地利用现有资源获取相关信息。对于各种途径传播的健康信息能够判断其科学性和准确性，不轻信、不盲从，优先选择政府、卫生计生行政部门、卫生计生专业机构、官方媒体等正规途径获取健康信息。

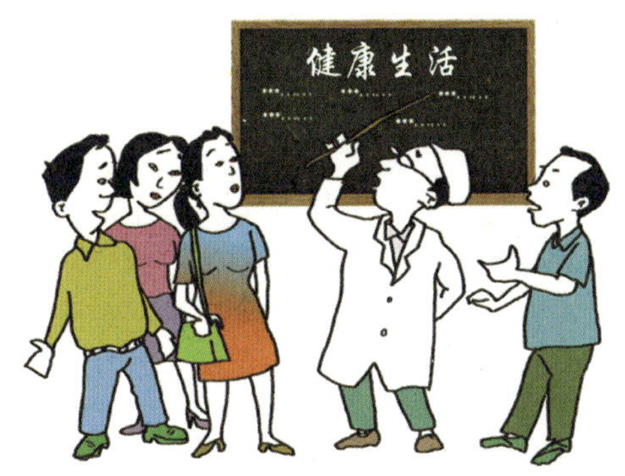


对甄别后的信息能够正确理解，并自觉应用于日常生活，维护和促进自身及家人健康水平。

（2）能看懂食品、药品、保健品的标签和说明书

直接向消费者提供的预包装食品标签标示应包括食品名称、配料表、净含量和规格、生产者和（或）经销者的名称、地址和联系方式、生产日期和保质期、贮存条件、食品生产许可证编号、产品标准代号及其他需要标示的内容。预包装食品标签向消费者提供食品营养信息和特性说明，包括营养成分表、营养声称和营养成分功能声称。营养成分表以一个“方框表”的形式标有食品营养成分名称、含量和占营养素参考值（NRV）百分比，强制标示的核心营养素包括蛋白质、脂肪、碳水化合物和钠。

药品的标签是指药品包装上印有或者贴有的内容，分为内标签和外标签。药品内标签指直接接触药品的包装的标签，外标签指内标签以外的其他包装的标签。药品的内标签应当包含药品通用名称、适应证或者功能主治、规格、用法用量、生产日期、产品批号、有效期、生产企业等内容。药品外标签应当注明药品通用名称、成分、性状、适应证或者功能主治、规格、用法用量、不良反应、禁忌、注意事项、贮藏、生产日期、产品批号、有效期、批准文号、生产企业等内容。

药品说明书应当包含药品安全性、有效性的重要科学数据、结论和信息，用以指导安全、合理使用药品。药品说明书的具体格式、内容和书写要求由国家食品药品监督管理局制定并发布。

标签或者说明书上必须注明药品的通用名称、成分、规格、生产企业、批准文号、产品批号、生产日期、有效期、适应证或者功能主治、用法、用量、禁忌、不良反应和注意事项。麻醉药品、精神药品、医疗用毒性药品、放射性药品、外用药品和非处方药的标签，必须印有规定的标志。

非处方药是可以自行判断、购买和使用的药品。非处方药分为甲类非处方药和乙类非处方药，分别标有红色或绿色“OTC”标记。甲类非处方药须在药店执业药师或药师指导下购买和使用；乙类非处方药既可以在社会药店和医疗机构药房购买，也可以在经过批准的普通零售商业企业购买。乙类非处方药安全性更高，无需医师或药师的指导就可以购买和使用。

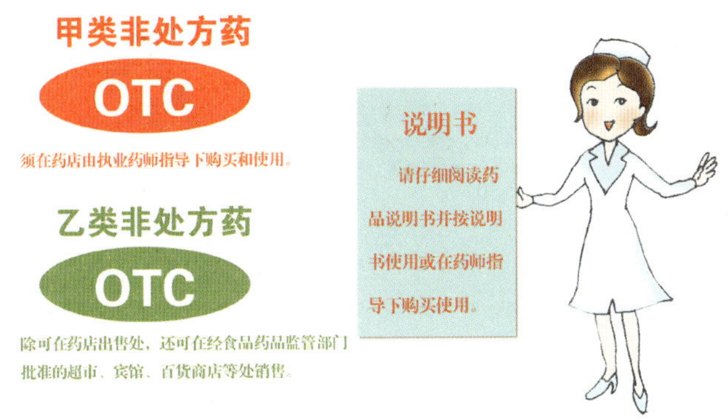


保健食品标签和说明书不得有明示或者暗示治疗作用以及夸大功能作用的文字，不得宣传疗效作用。必须标明主要原（辅）料，功效成分或标志性成分及其含量，保健作用和适宜人群、不适宜人群，食用方法和适宜的食用量，规格，保质期，贮藏方法和注意事项，保健食品批准文号，卫生许可证文号，保健食品标志等。

（3）会识别常见的危险标识，如高压、易燃、易爆、剧毒、放射性、生物安全等，远离危险物

危险标识由安全色，几何图形和图形符号构成，用以表达特定的危险信息，提示人们周围环境中有相关危险因素存在。常见的危险标识包括高压、易燃、易爆、剧毒、放射、生物安全等。

识别常见危险标识，远离危险，保护自身安全。但要注意，危

险标识只起提醒和警告作用，它本身不能消除任何危险，也不能取代预防事故的相应设施。

（4）会测量脉搏和腋下体温

脉搏测量方法：将食指、中指和无名指指腹平放于手腕桡动脉搏动处，计 1 分钟搏动次数。

腋下体温测量方法：先将体温计度数甩到 35℃以下，再将体温计水银端放在腋下最顶端后夹紧，10 分钟后取出读数。

（5）会正确使用安全套，减少感染艾滋病、性病的危险，防止意外怀孕

正确使用安全套，一方面，可以避免接触感染病原体的体液，减少感染艾滋病、乙肝和大多数性传播疾病的风险；另一方面，可以阻断精子与卵子的结合，防止意外怀孕。

要选择有效期内、无破损、大小合适的安全套，掌握安全套的正确使用方法，坚持每一次性生活全程正确使用，性生活后要检查安全套有无破裂或脱落，若有破裂或脱落，要立即采取紧急避孕措施。

不要重复使用安全套，每次使用后应打结丢弃。

(6) 妥善存放和正确使用农药等有毒物品，谨防儿童接触

农药可经口、鼻、皮肤等多种途径进入人体，使人中毒。

家中存放的农药、杀虫剂等有毒物品，应当分别妥善存放于橱柜或容器中，并在外面加锁。保管敌敌畏、乐果等易挥发失效的农药时，一定要把瓶盖拧紧。有毒物品不能与粮油、蔬菜等堆放在一起，不能存放在既往装食物或饮料的容器中；特别要防止小孩接触，以免发生误服中毒事故。已失效的农药和杀虫剂不可乱丢乱放，防止误服或污染食物、水源。

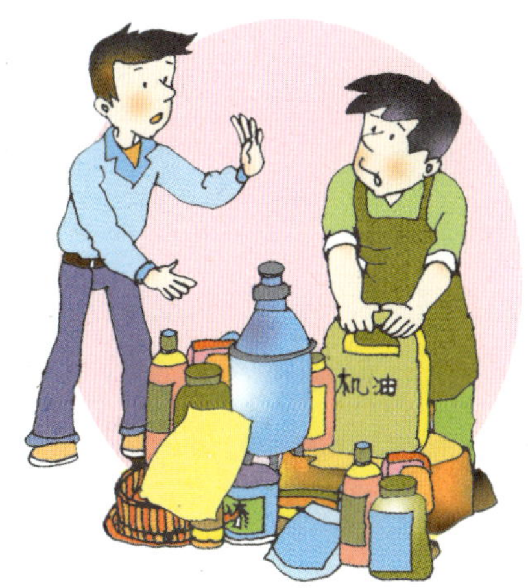


家用杀虫剂、灭鼠剂、灭蟑毒饵等严格按照说明书使用，放置在不宜被儿童接触到的地方，以免误食。

施用农药时，要严格按照说明书并且遵守操作规程，注意个人防护。严禁对收获期的粮食、蔬菜、水果施用农药。严防农药污染水源。

对误服农药中毒者，如果患者清醒，要立即设法催吐。经皮肤中毒者要立即冲洗污染处皮肤。经呼吸道中毒者，要尽快脱离引起

中毒的环境。中毒较重者要立即送医院抢救。

（7）寻求紧急医疗救助时拨打120，寻求健康咨询服务时拨打12320

需要紧急医疗救助时，拨打120急救电话求助。电话接通后，要准确报告患者所在的详细地址、主要病情，以便救护人员作好救治准备；同时，报告呼救者的姓名及电话号码。必要时，呼救者可通过电话接受医生指导，为患者进行紧急救治。通话结束后，应保持电话畅通，方便救护人员与呼救者联系；在保证有人看护患者的情况下，最好安排人员在住宅门口、交叉路口、显著地标处等候，引导救护车的出入，争取抢救时间。

若是出现成批伤员或中毒患者，必须报告事故缘由、罹患人员的大致数目，以便120调集救护车辆、报告政府部门及通知各医院救援人员集中到出事地点。

12320是政府设置的卫生热线，是卫生系统与社会、公众沟通的一条通道，是社会公众举报投诉公共卫生相关问题的一个平台，是向公众传播卫生政策信息和健康防病知识的一个窗口。在生活中遇到相关问题，公众可通过12320进行咨询或投诉。

（8）发生创伤出血量较多时，应立即止血、包扎；对怀疑骨折的伤员不要轻易搬动

受伤出血时，应立即止血，以免出血过多损害健康甚至危及生命。小的伤口只需简单包扎即可止血；出血较多时，如果伤口没有异物，应立即采取直接压迫止血法止血。如果伤口有异物，异物较小时，要先将异物取出；异物较大、较深时，不要将异物拔出，在止血同时固定异物。处理出血的伤口时，要做好个人防护，尽量避免直接接触血液。

对怀疑骨折的伤员进行现场急救时，在搬移前应当先固定骨折部位，以免刺伤血管、神经，但不要在现场进行复位。如果伤势严重，应在现场急救的同时，拨打120急救电话。

积极参加急救培训，掌握创伤止血技能。

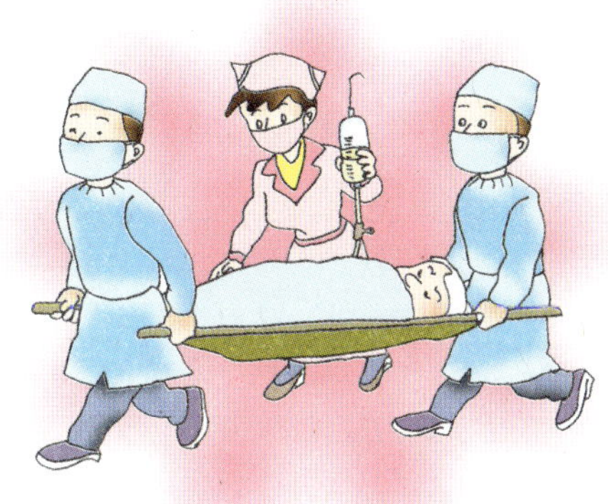

（9）遇到呼吸、心搏骤停的伤病员，会进行心肺复苏

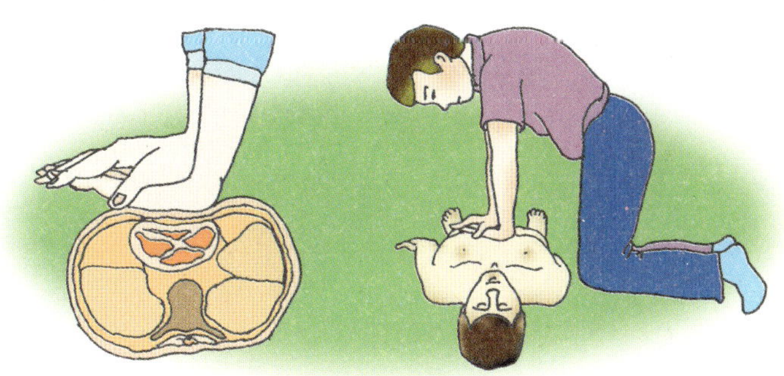

心肺复苏（CPR）可以在第一时间恢复伤病员呼吸、心跳，挽救伤病员生命，主要用于抢救心肌梗死等危重急症以及触电、急性中毒、严重创伤等意外事件造成的呼吸心搏骤停伤病员。心肺复苏有三个步骤，依次是胸外心脏按压，开放气道，人工呼吸。胸外心

脏按压即救护者将一只手掌根放在伤病员胸骨正中两乳头连线水平，双手掌根重叠，十指相扣，掌心翘起，两臂伸直，以髋关节为支点，用上半身的力量垂直按压。按压深度至少5厘米，按压频率至少100次/分钟，连续按压30次；用仰头举颏法打开气道；口对口人工呼吸（婴儿口对口鼻），吹气时间1秒钟，连续吹2口气。30次胸外按压，2次人工呼吸，为一个循环，连续做五个循环，然后判断伤病员有无呼吸。如果无呼吸，继续做五个循环，直至复苏成功或救护车到来。积极参加现场急救技能培训，掌握心肺复苏技术。

（10）抢救触电者时，要首先切断电源，不要直接接触触电者

在施救触电者之前，首先做好自我防护。在确保自我安全的前提下，立即关闭电源，用不导电的物体如干燥的竹竿、木棍等将触电者与电源分开。千万不要直接接触触电者的身体，防止救助者发生触电。

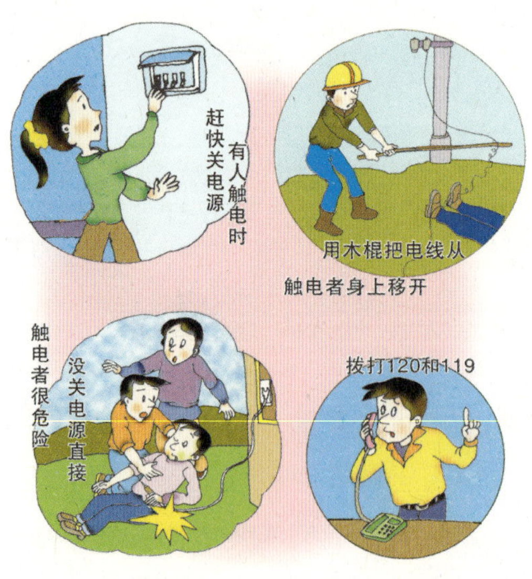

防止触电发生，学习安全用电知识。正确使用家用电器，不超负荷用电；不私自接拉电线；不用潮湿的手触摸开关和插头；远离高压线和变压器；雷雨天气时，不站在高处、不在树下避雨、不打手机、不做户外运动。

（11）发生火灾时，用湿毛巾捂住口鼻、低姿逃生；拨打火警电话 119

突遇火灾时，如果无力灭火，应当不顾及财产，迅速逃生。由于火灾会产生炙热的、有毒的烟雾，所以在逃生时，不要大喊大叫，应当用潮湿的毛巾或者衣襟等物捂住口鼻，用尽可能低的姿势，有秩序地撤离现场。不要乘坐电梯、不要选择跳楼。

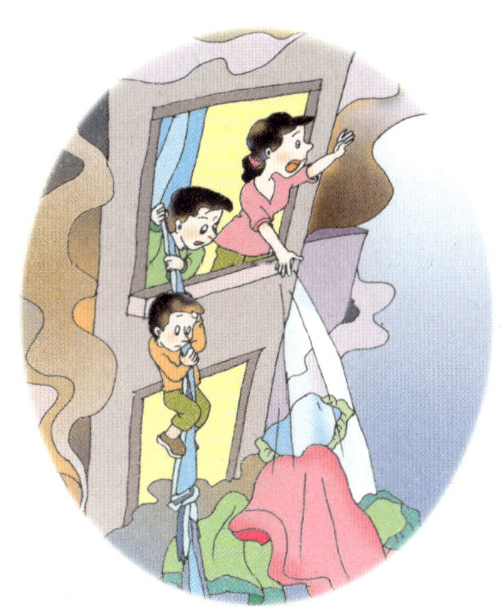

家庭最好配备家用灭火器、应急逃生绳、简易防烟面具、手电筒等火灾逃生用品。进入商场、宾馆、酒楼、影院等公共场所时，应首先熟悉安全通道，以备发生火灾时迅速从安全通道逃生。

发现火灾，应立即拨打 119 火警电话报警。准确报告失火地址、火势大小；如有可能，尽量提供详细信息，如是否有人被困、是否发生爆炸或毒气泄漏等。在说不清楚具体地址时，要说出地理位置、周围明显建筑物或道路标志。

（12）发生地震时，选择正确避震方式，震后立即开展自救互救

地震时，身处平房或低层楼房，应迅速跑到室外空旷处。身处楼房高层，要迅速躲在坚固的家具旁、承重墙的内墙角或开间小的房间，远离门窗、外墙、阳台，不要跳楼，不要使用电梯。关闭电源、火源。室外要避开高大建筑物、玻璃幕墙、立交桥、高压电线等易发生次生灾害的地方。

如果地震被埋，要坚定生存信念；保存体力，不要大喊大叫；可用砖头、铁器等击打管道或墙壁发出求救信号。震后不要立即返回建筑物内，以防余震发生。

震后救护伤员时，要立即清理口鼻异物，保持呼吸道通畅；对出血部位及时止血、包扎；对骨折部位进行固定。

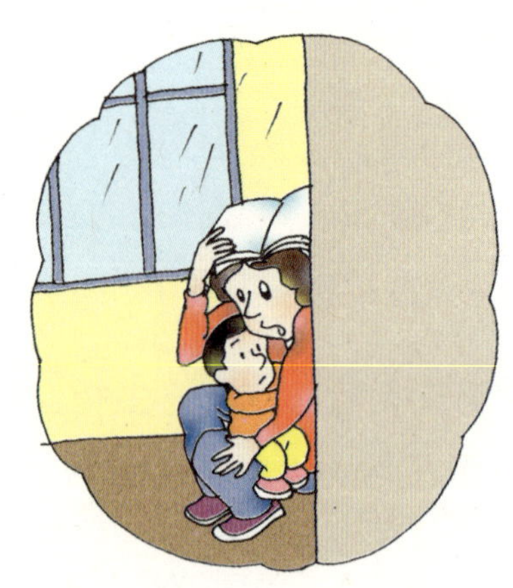

# 第二章

## 慢性非传染性疾病健康教育核心信息

# 1 防治血脂异常与心肌梗死和脑血栓知识要点

（1）心血管病目前已成为我国城乡人群的第一位死亡原因，占我国居民死亡原因的近40%。

心血管病目前已成为我国城乡人群的第一位死亡原因。2005年卫生部公布的资料显示：中国每年约有300万人死于心血管疾病，每天约8000人，约合每10秒钟1个。每年新发心肌梗死和偏瘫患者分别为50万和200万。

（2）我国居民所患心血管病以缺血性心血管病（包括冠心病和脑血栓）为主，其病理基础是动脉粥样硬化。血脂异常是引发这些疾病的主要危险因素之一。

我国心血管病以缺血性心血管病（包括冠心病和脑血栓）为主，其病理基础是动脉粥样硬化，其中脑血栓多于冠心病。引发动脉粥样硬化的危险因素包括高胆固醇、高血压、糖尿病、吸烟等，尤其是以往重视不够的高胆固醇。

（3）血脂包含胆固醇、甘油三酯、类脂等不同成分。其中，胆固醇包括低密度脂蛋白胆固醇（俗称“坏”胆固醇）和高密度脂蛋白胆固醇（俗称“好”胆固醇）。

血脂是血浆中脂类的统称，包含胆固醇、甘油三酯，以及磷脂等类脂。

胆固醇包括低密度脂蛋白胆固醇（俗称“坏”胆固醇）和高密度脂蛋白胆固醇（俗称“好”胆固醇）。“坏”胆固醇升高危害最大，是导致动脉粥样硬化的基本条件。

“坏”胆固醇危害很大，因为它会在血管里形成动脉粥样硬化斑块。斑块不断增大，使动脉逐渐狭窄甚至阻塞，引起心绞痛、心肌缺血、脑梗死、脑软化。更可怕的是，这些斑块就像“不定时炸弹”，会在没有任何先兆时破裂，迅速堵塞血管，引发急性心肌梗死甚至猝死。

北京 1984 ~ 1999 年成年人胆固醇水平增加了 40mg/dL，而 15 年间冠心病死亡的增加 77% 是由胆固醇升高引起的。

（4）“坏”胆固醇升高是心肌梗死的“元凶”，脑血栓的“帮凶”。

“坏”胆固醇升高是心肌梗死的“元凶”。从 20 世纪 60 年代开始，大量临床研究表明，胆固醇每降低 1%，冠心病事件发生的危险降低 2%，被称为 1 =2 公式。

“坏”胆固醇升高是脑血栓的“帮凶”。大量临床研究表明，在冠心病、糖尿病、高血压患者的“坏”胆固醇每降低 10%，偏瘫的发生减少 15. 6%。

（5）血脂异常的防治就是要保持血中较低的“坏”胆固醇和甘油三酯水平，保持较高的“好”胆固醇水平。当前血脂异常的首要治疗目标是降低“坏”胆固醇。

血脂异常治疗是为了防治冠心病，尤其是心肌梗死和猝死，而“坏”胆固醇与心肌梗死的发生关系最密切，因此，血脂异常的首要治疗目标是降低“坏”胆固醇至达标。

急性心肌梗死、不稳定心绞痛、冠心病或脑血栓+糖尿病的患者：每2~3人中有1个将在未来10年发生心肌梗死，属于极高危患者，“坏”胆固醇应降到<2.1mmol/L（80mg/dL）。

糖尿病、脑血栓、高血压+3个危险因素患者：每6~7人中有1个将在未来10年发生心肌梗死，属于高危患者，“坏”胆固醇应降到<2.6mmol/L（100mg/dL）。

高血压+任何1个其他危险因素：“坏”胆固醇应降到<3.4mmol/L（130mg/dL）。

无以上疾病或危险因素的血脂异常患者：“坏”胆固醇应降到<4.1mmol/L（160mg/dL）。

由于血脂异常治疗的目的是防治冠心病，因此轻-中度甘油三酯升高的患者，首要治疗目标是降低“坏”胆固醇达标，首选减轻体重及增加体力活动，中度升高患者（>200mg/dL）可加用降甘油三酯药物。如甘油三酯水平超过500mg/dL，应特别关注，以预防急性胰腺炎。增加“好”胆固醇不低于40mg/dL，首选戒烟、减轻体重、规律运动等生活方式的改变，在此基础上或使用他汀后“好”胆固醇仍低，可加用烟酸、贝特类药物。

（6）重点人群（40岁以上男性、绝经女性、肥胖、有黄色瘤，有血脂异常及心脑血管病家族史者）在有条件的情况下，应每年检测一次血脂。

这些人是已经患有血脂异常的人群和血脂异常的易患人群，因此需要定期检测血脂，以便及时发现存在的血脂异常，及早干预。

（7）合理饮食和规律运动不仅是预防血脂异常的根本手段，而且是治疗血脂异常的基础。

单纯饮食控制和运动可使胆固醇降低7%~9%。

即使正在服用降胆固醇药物，也应坚持健康饮食和规律运动。

血脂异常防治饮食指南：

控制总热量：主食每天 4 两（女）、6 两（男），以全麦面包、燕麦、糙米、土豆、南瓜为佳，少吃点心，不吃油炸食品。

减少饱和脂肪酸的摄入：少吃肥肉，每天每人烹调用油 < 25 克。

增加不饱和脂肪酸的摄入：每周吃 2 次鱼，用橄榄油或茶籽油代替其他烹调用油。

控制胆固醇的摄入：不吃动物内脏，蛋黄每周不超过 2 个，建议用脱脂奶代替全脂奶。

每天蔬菜 1 斤、水果 1 ~ 2 个，适量豆制品。

规律运动一三五七：

一：每天锻炼一次；

三：每次至少 30 分钟；

五：每周至少运动五次；

七：运动时心率 = 170 − 年龄。

健康生活方式 12 字诀：不吸烟，管好嘴，迈开腿，好心情。

（8）他汀类药物是降低胆固醇，从而防治心肌梗死和脑血栓最有效的药物。

他汀类药物能显著降低“坏”胆固醇，同时也降低甘油三酯和轻度升高“好”胆固醇。此外，他汀类还可能具有抗炎、保护血管内皮功能等作用，这些都与预防心肌梗死和脑血栓有关。近 20 年的临床研究显示他汀类药物是降低胆固醇，预防心肌梗死和脑血栓最有效的药物。

冠心病患者（包括心肌梗死、心绞痛、装过支架、做过搭桥手

术的患者）服用他汀类药物 3 ~5 年，可减少 30% ~40% 的心肌梗死再发和 20% ~30% 偏瘫的发生，减少 30% 的死亡。

糖尿病患者服用他汀类药物 3 ~5 年，可预防 30% ~40% 心肌梗死和偏瘫的发生。

高血压患者服用他汀类药物 3 ~5 年，可预防 30% ~40% 心肌梗死和 20% ~30% 偏瘫的发生。

（9）降胆固醇治疗要长期坚持。

血脂异常是慢性疾病，其导致动脉粥样硬化和冠心病的影响持续存在，且逐步加重。大量研究证明，降胆固醇治疗时间越长，预防心肌梗死的益处越大，应长期坚持。

和高血压、糖尿病治疗一样，一旦停药，降胆固醇药物对体内血脂代谢异常的治疗作用消失，“坏”胆固醇就会再次升高，所以应长期坚持服用降胆固醇药物。

他汀是安全高效的降胆固醇药物，引起肝酶升高、肌病等副作用的几率很低，通常为轻度或一过性升高，主要通过定期监测肌酶和肝功等发现和评价。

附：心血管健康关键数字

吸烟　0

血压　<140/90mmHg

总胆固醇　<5.2mmol/L（或 LDL－C <130mg/dl）

腰围：<90/85cm（男/女）

# 2 防治高血压宣传教育知识要点

（1）高血压是最常见的心血管疾病，可能危及每一个人的健康，因此成年人每年至少应测量一次血压。

（2）高血压患者早期常无感觉，往往悄然起病并造成突发事件，被公认为“无声杀手”。

（3）中风、心脏病、肾功能不全等疾病是最常见的高血压并发症，致残、致死率高，危害严重。

（4）超重和肥胖、高盐饮食、过量饮酒是高血压发生的主要危险因素；控制体重、限盐、限酒是防治高血压的有效措施。

（5）血压易受环境、活动、情绪及用药不规则等多种因素影响而发生波动，因此高血压患者要经常测量血压。

（6）健康的生活方式是高血压防治的基石，持之以恒将终身受益。

（7）控制高血压患者血压水平，减少心、脑、肾等器官损害。

（8）全面考虑各种心脑血管病的危险因素，药物与非药物疗法相结合，全面达到治疗目标。

（9）合理选择、长期坚持、规律服用治疗高血压药物，是持续平稳有效降压的基本保证。

（10）人人参与，共同行动，提高高血压知晓率、治疗率和控制率。

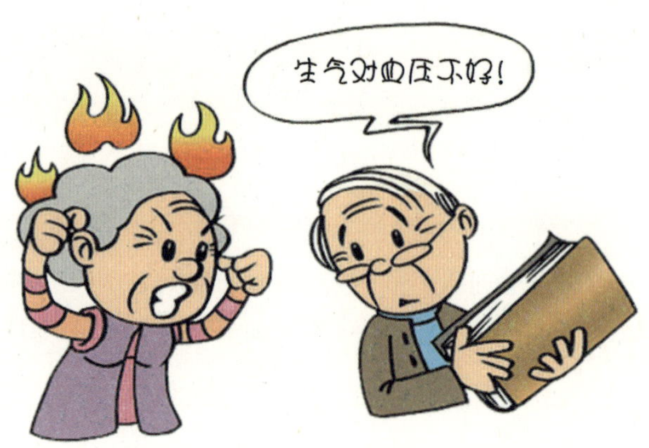

# 3 糖尿病防治核心信息

（1）糖尿病是由于胰岛素分泌及（或）作用缺陷引起的以血糖升高为特征的代谢病。

（2）糖尿病的主要症状是“三多一少”（多饮、多食、多尿）以及体重下降、皮肤瘙痒、视力模糊等急性代谢紊乱表现。

（3）糖尿病常见并发症包括卒中、心肌梗死、视网膜病变、糖尿病肾病、糖尿病足等，可能进一步导致残疾或者早亡。

（4）40 岁以上、超重肥胖、经常静坐、高血压、血脂异常、心脑血管疾病患者等是糖尿病的高危人群，建议接受糖尿病筛查。

（5）糖尿病是可以预防的。保持正常体重，从事有规律的体力活动，并注重饮食健康，可降低患糖尿病风险。

（6）营养治疗、运动治疗、药物治疗、健康教育和血糖监测是糖尿病的五项综合治疗措施，自我血糖监测应在专业医生和/或护士的指导下开展。

（7）糖尿病患者采取措施降糖、降压、调整血脂和

控制体重，纠正不良生活习惯如戒烟、限酒、控油、减盐和增加体力活动，可明显减少糖尿病并发症发生的风险。积极治疗糖尿病，平稳控制病情，延缓并发症，糖尿病患者可同正常人一样享受生活。

（8）糖尿病属中医“消渴病”范畴，中医可对糖尿病高危人群和前期人群进行调理，对患者进行中医药治疗。

（9）国家开展糖尿病分级诊疗试点，由二级以上医院医师与基层医疗卫生机构的医务人员组成签约医生团队，为患者提供“家门口”的优质服务。

（10）基层医疗卫生机构和二级及以上医院实施双向转诊，为患者进行体检、并发症筛查、患者随访和治疗，指导患者自我健康管理。三级医院负责疑难复杂和急危重症患者的救治。

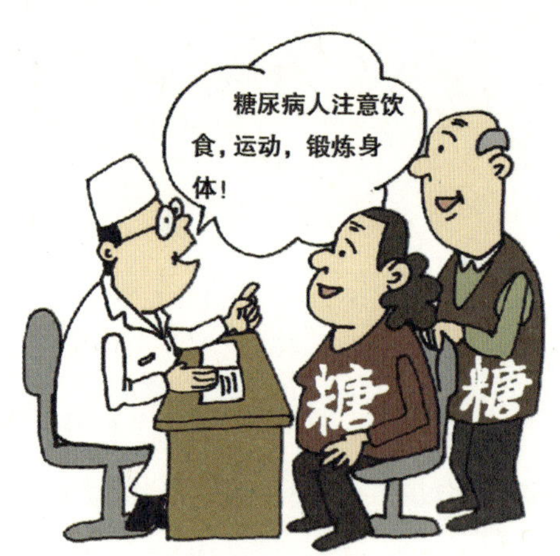

# 4 癌症防治宣传教育知识要点

（1）癌症是可以预防和治疗的常见病和多发病

2000 年全球新发癌症病例约 1000 万，死亡 620 万，现患病例 2200 万。预计 2020 年癌症新发病例将达到 1500 万，死亡 1000 万，现患病例 3000 万，新增病例主要在发展中国家。癌症正在成为新世纪人类的第一杀手。

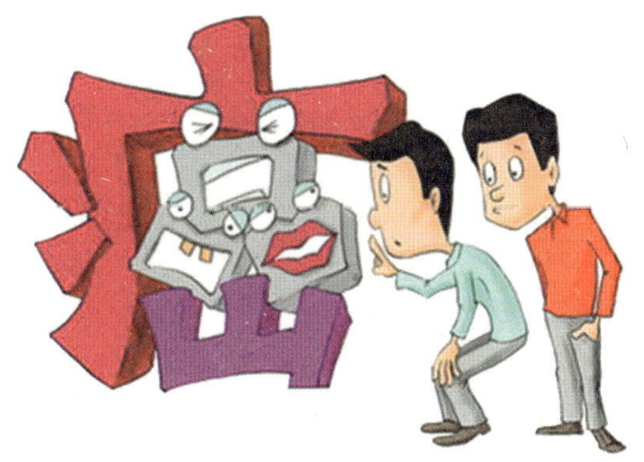


2000 年我国癌症发患者数约 180～200 万，死亡 140～150 万，癌症已成为我国居民死因的首位。

当前我国肝癌、胃癌及食管癌等死亡率仍居高不下，肺癌、乳腺癌及结直肠癌等又呈显著上升趋势。

癌症每年给我国造成的直接经济损失逾千亿元，如不能有效的遏制这一顽疾，将会给我国人民生活和经济

可持续发展造成极大的不良影响。

癌症的发生是一个多因素、多阶段、复杂渐进的过程，而这个过程通常是十几年甚至几十年累积的结果。

致癌因素不仅有化学致癌因素、物理致癌因素和病毒感染等外部因素还有遗传因素、免疫状态、年龄等自身因素。

癌症并不可怕，既可以预防也可以治疗。研究表明，通过选择平衡膳食、戒烟限酒、适当增加体力活动并保持乐观的心态可以减少当前30%～40%的癌症。

癌症不等于死亡，新的治疗方法不断出现，治愈率不断提高。世界先进发达国家癌症五年治愈率已达65%，我国大中城市也已达到40%左右。

世界卫生组织提出：1/3的癌症完全可以预防；1/3的癌症可以通过早期发现得到根治；1/3的癌症可以运用现有的医疗措施延长生命、减轻痛苦、改善生命质量。

美国由于采取积极预防及合理治疗，自上世纪90年代开始癌症的死亡率呈持续下降趋势。

（2）改变不良生活习惯可以预防癌症的发生

世界卫生组织（WHO）认为癌症也是一种生活方式疾病。

生活方式疾病就是由于人们不健康的生活方式长期作用而引起的疾病，主要包括心脑血管病、糖尿病和癌症等。

不健康的生活方式归纳起来包括：不合理膳食（高脂肪、高盐、缺维生素及微量元素）、吸烟、心理紧张、压力和缺少运动。

改变膳食可以预防30%～50%的癌症，包括乳腺癌、结肠癌、食管癌和胃癌。

我国肺癌发生率不断上升，分别是男性癌症的第一位死因和女性的第二位。通常这类死亡中90%与吸烟有关。

由于快节奏的工作和生活而产生的压力和心理紧张，在癌症的发生发展和转归过程中具有很重要的影响。

预防为主是我国一贯的卫生工作方针，提倡健康的生活方式是预防癌症发生的关键。

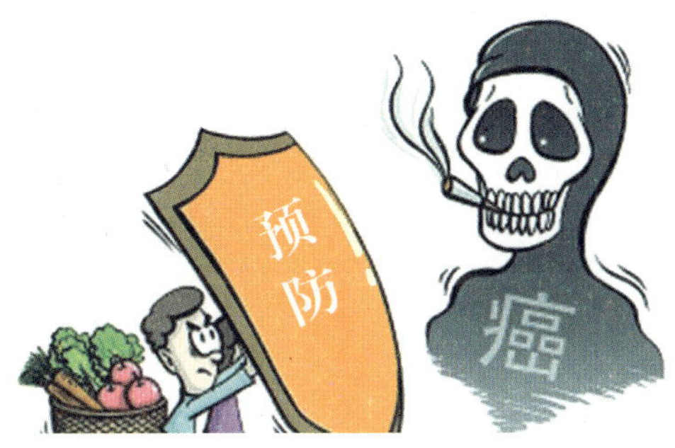


（3）人类的1/3癌症由吸烟所致，戒烟可使您远离肺癌等多种癌症

吸烟和被动吸烟可以引起肺癌等多种恶性肿瘤。

目前中国每年有大约32万人在35～69岁期间死于吸烟相关疾病。

中国目前青少年吸烟人数为5000万，如不及时戒断，在未来的几十年里，他们当中会有1/3可能死于吸烟导致的相关疾病。

香烟点燃后产生几十种有害物质，绝大部分有致癌或促癌作用，3，4－苯丙芘可致肺癌，砷可致睾丸癌，甲基肼可引起膀胱癌。

吸烟与肺癌、口腔癌症、胃癌、胰腺癌、喉癌、膀胱癌、肾癌、白血病（特别是急性骨髓型白血病）、肝癌等多种癌症发病有关。发病率与吸烟量和吸烟年限相关。

被动吸烟和环境吸烟可增加患肺癌的风险。

日本一项调查表明，吸烟者妻子的肺癌发生率与配偶的吸烟时间长短和每天吸烟支数成正比。

吸烟致癌的后续效应约20～30年，美国上世纪70年代开始控烟，其肺癌发病率在上世纪90年代初开始下降。

(4) 合理饮食可以减少结肠癌、乳腺癌、食管癌、肝癌、和胃癌的发生

改变膳食可以预防：30%～50%的癌症，包括乳腺癌、结肠癌和食管癌、肝癌、胃癌。

饮用自来水或深井水，避免饮用污染水和沟渠水。

避免食物制作和配比不当。

不吃霉变食物。

避免饮用大量烈性酒。

食入过多动物脂肪增加乳腺癌、结肠癌、直肠癌、子宫内膜癌、前列腺癌和肺癌的危险。

严格控制食物成品中食品添加剂的含量（如色素等）。

改变高盐饮食。

多食黄豆类富蛋白饮食有助减少胃癌、食管癌的发病。

多吃营养丰富，含维生素A、C及矿物质高、多纤维素的食物。

多吃新鲜蔬菜和水果。

改变嗜煎炸、熏烤、盐腌食物的饮食习惯。

不吃烧焦食物。

(5) 积极预防和治疗乙型肝炎病毒、人类乳头瘤病毒和幽门螺旋杆菌等感染，可以减少相关癌症发生

因感染而引起的癌症占全球总数的17.8%。

幽门螺旋杆菌引发的胃癌在发展中国家非常普遍。

所有的子宫颈癌是由于感染了大约20种人类乳头瘤病毒（HPV）而引发的。

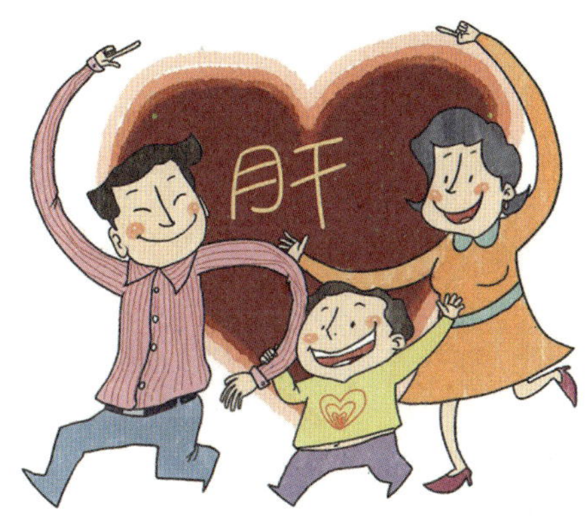


人类乳头瘤病毒（HPV）还导致肛门癌、外生殖器癌和口腔癌。

EB病毒可以诱发鼻咽癌。

乙型肝炎和丙型肝炎都会使患肝癌的可能性增加20倍以上，两者并发时占全球肝癌的85%。

艾滋病毒、人类疱疹病毒－8、人类T淋巴细胞病毒、血吸虫和肝吸虫在一年内在全世界大约引发10万个癌症病例。

《中国癌症预防与控制规划纲要（2004－2010）》将预防乙肝病毒感染作为我国癌症预防与控制的具体目标。

自2005年6月1日起新生儿免费接种乙型肝炎疫苗。

人类乳头瘤病毒（HPV）疫苗目前已经明确提示可以预防子宫颈癌。

（6）高度重视癌症早期危险信号

凡出现以下症状应该高度警惕发生癌的可能性：

异常肿块：乳腺、颈部、皮肤和舌等身体浅表部位出现经久不消或逐渐增大的肿块。

疣痣增大：体表黑痣和疣等在短期内色泽加深或变浅，迅速增大，脱毛、瘙痒、渗液、溃烂等。特别是在足底、足趾等经常摩擦部位。

异常感觉：吞咽食物的哽咽感、胸骨后闷胀不适、疼痛、食管内异物感。以上症状进行性加重时，应及时就医。

溃疡不愈：皮肤或黏膜经久不愈的溃疡，有鳞屑、脓苔覆盖、出血和结痂等。

持续性消化不良和食欲减退：食后上腹闷胀，并逐渐消瘦、贫血等。

大便习惯改变：便秘、腹泻交替出现，大便变形，带血或黏液。

持久性声音嘶哑，干咳，痰中带血。

耳鸣，听力减退，鼻血、鼻咽分泌物带血和头痛。

月经期外或绝经后阴道不规则出血，特别是接触性出血。

无痛性血尿，排尿不畅。

不明原因的发热、乏力、进行性体重减轻。

总之：异常肿块、腔肠出血、体重减轻，是重要的癌症早期报警信号。

(7)“早发现、早诊断、早治疗”是提高治愈水平的关键

三早：早期发现、早期诊断、早期治疗，对于提高治愈率、降低死亡率十分重要。

绝大部分癌症都有一新生肿块，因个人对自己身体的部位和变化情况最了解，自我检查比较方便，能及时发现异常情况。

一般体表部位如皮肤、皮下、颜面、口腔、颈部、甲状腺、乳腺、腹部、四肢、腹股沟、外生殖器等处均容易自查。

乳腺自我检查步骤和要领：月经过后5～7天，每月一次；视诊：镜前站立位查；对称与否、皮肤、乳头等；触诊：仰卧位，四指并拢依次平按摩；外上、外下、内上、内下、中央。

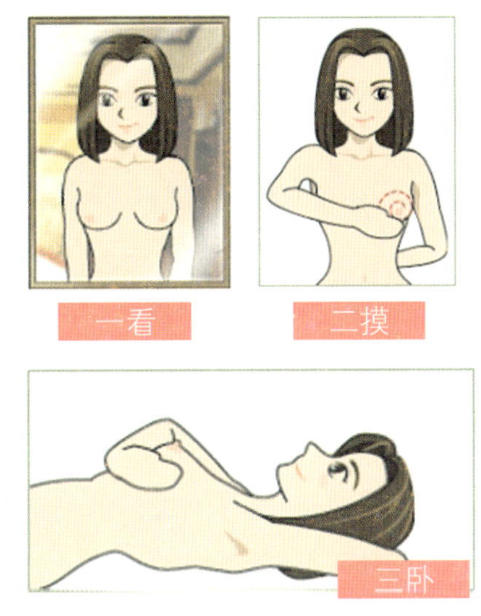


乳腺健康自测三法

可以利用正规的宣传挂图学习自我检查方法。

一旦发现异常应该去肿瘤专科医院就诊，以达到早期诊断、早期治疗的目的。

鼓励公众积极参与由政府、机构和大型医院组织的癌症普查，这也是早期发现癌症的有效方法。

早期发现、早期诊断、早期治疗可以极大地提高癌症的治愈水平。乳腺癌术后5年生存率：I期80%～90%，II期60%～70%，III期40%。肺癌：I，II，III期肺癌切除术联合化疗5年生存率分别为70% ~80%、50% ~70%、20% ~30%。大肠癌：Dukes A期5年生存率84% ~93.8%，B期70% ~74%，C期20% ~48%，D期0.3% ~1%。

(8) 规范性的普查是早期发现宫颈癌、乳腺癌的重要途径

癌症筛查不同于健康体检，是指在无症状的自然人群中通过针对某种癌症的特异检查，以发现早期患者。

癌症筛查的目的是降低死亡率，提高生存质量及节约卫生资源，减少医疗费用。

癌症治愈率的提高2/3归功于癌症筛查及早期诊断，1/3归功于治疗方法的改进。

目前公认通过癌症筛查能降低死亡率的肿瘤为宫颈癌及乳腺癌，结、直肠癌有可能成为第三个可通过筛查降低死亡率的肿瘤。日本的胃癌也已证实通过筛查提高了疗效，降低了死亡率。

我国自1958年将宫颈癌普查作为国家政策以来，死亡率明显下降，以北京为例，50年前的宫颈癌死亡率比当前要高8倍。所以坚持宫颈癌筛查，积极开展并参与乳腺癌普查，将有可能大幅度降低女性癌症的死亡率。

癌症筛查必须有科学的规范化的进行，不然将会降低其效益。

(9) 发现癌症要去正规医院接受规范化治疗

癌症治疗目前大体上分为手术治疗和非手术治疗两大类，在非手术治疗当中，又包括以全身治疗为主的化学药物治疗，也就是常说的肿瘤内科治疗，还有一种是放射治疗，就是靠放射线杀伤肿瘤细胞。

外科治疗是局部性治疗，主要针对那些比较局限，能够做根治或者完整切除的肿瘤，对相对早期的患者，治疗效果是非常好。对

一些中期患者手术治疗也是一个很重要的治疗办法。

内科治疗是全身治疗，通过给予各种不同的药物，既杀伤局部肿瘤又杀伤远处存在的可能比较小的转移病灶或者微量的肿瘤细胞。化学治疗的不足之处在于，在杀伤肿瘤细胞的同时，也杀伤了机体的一部分正常细胞，如造血细胞和骨髓细胞。

放射治疗也是一个局部治疗，它是针对肿瘤所在的部位，用放射线杀死肿瘤细胞。

医生通常根据疾病癌症种类和疾病分期来决定治疗方式。

近二十余年新药不断推出，包括新的化疗药物、靶向治疗药物和支持治疗药物，这些药物的共同特点是高效杀死癌细胞，而对患者身体毒副作用减低，使患者的整体效果有很大的改善。尤其是新近发明的靶向治疗可以针对肿瘤的特异性抗体和特异的基因位点来治疗癌症。因此，提高了疗效，减轻的毒副反应，改善了生活质量。

如果怀疑得了肿瘤或者已经确诊，应该到有经验的专科医院或者综合医院的相关专业科室接受系统的规范化治疗，以获得较好的治疗的效果。

（10）癌症综合康复治疗可以有效提高癌症患者的生存时间和生命质量

癌症的综合康复治疗是指：癌症患者在医院接受完成了规范治疗出院后，还需要调动医、患两方面的积极性，将西医、中医、心理、营养和体能锻炼等多种方法，科学地综合运用于癌症患者的康复治疗中，调整心理状态、改善生理机能，使癌症患者尽快地最大限度地回归社会。

综合康复治疗包括：心理康复和生理康复两大部分。癌症综合

康复治疗是肿瘤防治工作的重要组成部分，是临床治疗必要的延续和完善。

癌症患者康复的五项基本原则：乐观的心态、平衡的膳食、适当的锻炼、合理的用药、定期的复查。

随着癌症治愈率的不断提高，肿瘤患者和其家庭构成的这个独特的社会群体也逐渐壮大。这个群体的肿瘤社会心理问题可以通过社会关爱和积极参与各地的“癌症康复会”来获得解决。

疼痛是癌症患者最常见、最主要的症状。在接受治疗的癌症患者中50%有不同程度的疼痛；70%的晚期患者以疼痛为其主要症状；其中30%有难以忍受的疼痛。

WHO于1982年提出三阶梯止痛方案，经讨论，一致认为应用现有的和为数不多的镇痛药物就可以解除大多数癌症患者的疼痛。癌症止痛工作具有重要意义，不单是医疗问题，同时是重要的人道主义问题。

三阶梯止痛法指按患者疼痛的轻、中、重，不同的程度给予不同阶梯的药物：

第一阶梯：轻度疼痛，非阿片类加减辅助止痛药。

第二阶梯：中度疼痛，弱阿片类加减抗炎药和辅助止痛药。

第三阶梯：重度疼痛，阿片类加减抗炎药和辅助止痛药

姑息治疗是主要针对那些伴有致命性疾病的患者及其家属，全面提高他们的生活质量，通过早期的认识，准确地评估以及对疾病及其他躯体、社会、心理及精神等各种问题的治疗，来达到预防和缓解这些痛苦的目的。

在进行姑息治疗时，应掌握下列原则：姑息治疗应尽早地用于疾病的早期，与放疗、化疗相结合；缓解疼痛及其他造成痛苦的症

状；肯定生命，并把死亡看成一个正常的过程；对死亡既不延长也不促进；对患者全身心关顾，使其尽可能主动生活；给家属提供一个支持系统，妥善地照顾患者，正确处理后事；提高生活质量，可能对疾病过程起到正面的影响。

乐观心态
平衡膳食
适当锻炼
合理用药
定期复查

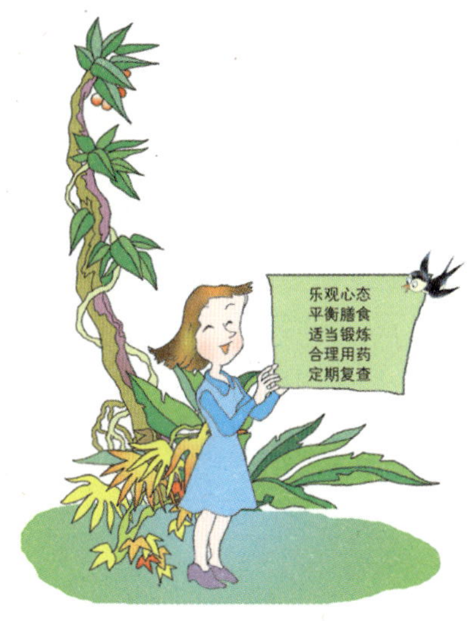

# 第三章

## 传染病疾病健康教育核心信息

# 1 预防控制艾滋病宣传教育知识要点

（1）艾滋病是一种危害大、病死率高的严重传染病，是可以预防的。目前尚无有效疫苗和治愈药物，但已有较好的治疗方法，可以延长生命，改善生活质量。

艾滋病的医学全称为“获得性免疫缺陷综合征”（英文缩写 AIDS），是由艾滋病病毒（医学全称为人类免疫缺陷病毒，英文缩写 HIV）引起的一种严重传染病。

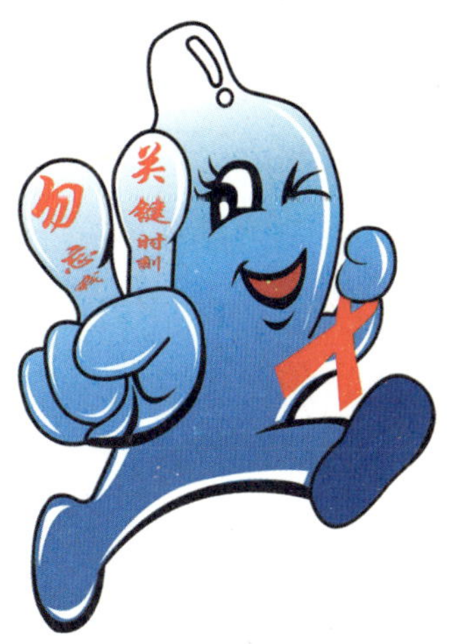


艾滋病病毒侵入人体后，破坏人的免疫功能，使人体易发生多种感染和肿瘤，最终导致死亡。

艾滋病病毒对外界环境的抵抗力较弱，离开人体后，常温下可存活数小时到数天。100℃环境中只需 20 分钟可

将其完全灭活。另外，干燥以及常用消毒药品都可以杀灭这种病毒。

艾滋病病毒感染者及患者的血液、精液、阴道分泌物、乳汁、伤口渗出液中含有大量艾滋病病毒，具有很强的传染性。

感染艾滋病病毒 2～12 周后才能从人体的血液中检测出艾滋病病毒抗体，但在检测出抗体之前，感染者已具有传染性。

艾滋病病毒感染者经过平均 7～10 年的潜伏期，发展成为艾滋病患者，他们在发病前外表上与常人无异，可以没有任何症状地生活和工作多年，但能将病毒传染给他人。

当艾滋病病毒感染者的免疫系统受到严重破坏、不能维持最低的抗病能力时，感染者便发展成为艾滋病患者，常出现原因不明的长期低热、体重下降、盗汗、慢性腹泻、咳嗽、皮疹等症状。

已有的抗病毒药物和治疗方法，虽不能治愈艾滋病，但实施规范的抗病毒治疗可有效抑制病毒复制，降低传播危险，延缓发病，延长生命，提高生活质量。

要在经过艾滋病防治技能培训的医生指导下，对艾滋病患者进行抗病毒治疗。

艾滋病患者要坚持规范服药，治疗中出现问题应及时寻求医务人员的帮助，随意停药或不定时、不定量服用抗病毒药物，可能导致艾滋病病毒产生耐药性，降低治疗效果，甚至治疗失败。

至今还没有研制出有效预防艾滋病的疫苗。

（2）艾滋病通过性接触、血液和母婴三种途径传播；与艾滋病病毒感染者或患者的日常生活和工作接触不会被感染。

在世界范围内，性接触是艾滋病最主要的传播途径。目前在我国共用注射器静脉吸毒是艾滋病的主要传播途径，但经性接触传播艾滋病的比例逐年上升。

艾滋病可通过性交（阴道交、口交、肛交）的方式在男女之间和男性之间传播。性伴侣越多，感染艾滋病的危险越大。

共用注射器静脉吸毒是经血液传播艾滋病的重要危险行为。

输入被艾滋病病毒污染的血液或血液制品，使用未经严格消毒的手术、注射、针灸、拔牙、美容等进入人体的器械，都能传播艾滋病。

感染了艾滋病病毒的妇女通过妊娠、分娩和哺乳有可能把艾滋病传染给胎儿或婴儿。在未采取预防措施的情况下，约 1/3 的胎儿和婴儿会受到感染。

在日常生活和工作中，与艾滋病病毒感染者或患者握手，拥抱，礼节性接吻，共同进餐，共用劳动工具、办公用品、钱币等不会感染艾滋病。

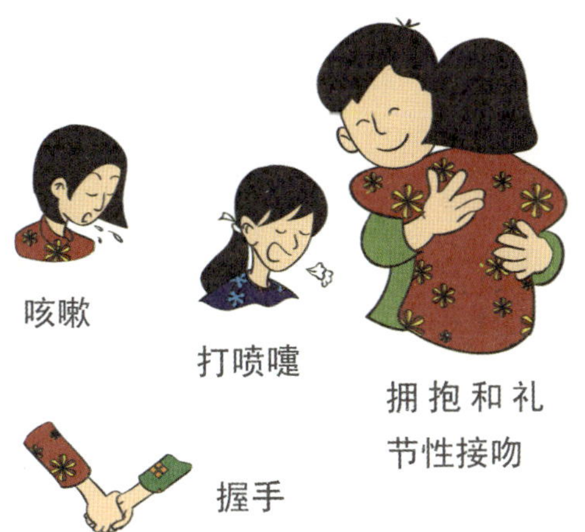


艾滋病不会经马桶圈、电话机、餐饮具、卧具、游泳池或浴池等公共设施传播。

咳嗽和打喷嚏不传播艾滋病。

蚊虫叮咬不会感染艾滋病。

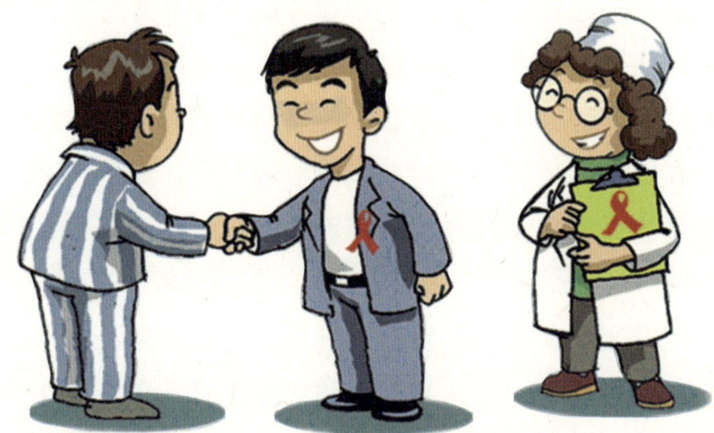

（3）洁身自爱、遵守性道德是预防经性接触感染艾滋病的根本措施。

树立健康的恋爱、婚姻、家庭及性观念是预防和控制艾滋病、性病传播的治本之策。

性自由的生活方式、多性伴且没有保护的性行为可极大地增加感染、传播艾滋病和性病的危险。

卖淫、嫖娼等活动是艾滋病、性病传播的重要危险行为。

青年人过早发生性行为会对身心健康产生不良影响。

夫妻之间忠诚可以保护双方，避免经性途径感染艾滋病和性病。

（4）正确使用质量合格的安全套，及早治疗并治愈性病可大大减少感染和传播艾滋病、性病的危险。

安全套可大大减少感染艾滋病、性病的危险，每次性交都应该全程使用。

安全套预防艾滋病、性病的效果虽不是100%，但远比不使用要安全得多。

除了正确使用安全套，其他避孕措施都不能有效预防艾滋病。

由于生理上的差别，男性感染者将艾滋病传给女性的危险明显高于女性感染者传给男性。妇女应主动使用女用安全套或要求对方在性交时使用安全套。

安全套不能重复使用，每次使用后应打结、丢弃。

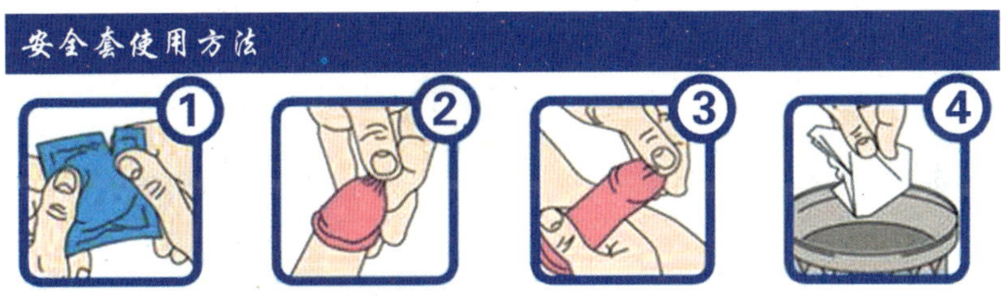


性病患者或患有生殖器脓疮、溃疡、炎症的人更容易感染艾滋病，也容易将病毒传染给他人。及早发现和规范治疗性病和各种生殖器感染，可以减少感染和传播艾滋病的危险。

怀疑自己患有性病时，要尽早检查、及时治疗，争取治愈，还要动员与自己有性接触的人接受检查和治疗。

部分女性感染性病后无明显症状，不易察觉，如有多性伴等高危行为，应定期去医院检查和治疗。

正规医院能提供规范、保密的性病咨询、检查、诊断和治疗等服务。找游医药贩求治、购药自治，会误诊误治、延长病程、增加治疗困难，增加感染艾滋病的机会。

（5）共用注射器静脉吸毒是感染和传播艾滋病的高危险行为，要拒绝毒品，珍爱生命。

吸毒是一种违法行为，不仅严重危害吸毒者自己的健康和生命，也危害家庭和社会。

与他人共用注射器吸毒的人感染艾滋病的危险特别大。

不共用注射器、使用清洁注射器或经过严格消毒的注射器，可有效地减少吸毒传播艾滋病的危害。

与注射吸毒的人发生性行为时不使用安全套，很容易感染艾滋病、性病。

在注射吸毒人员中开展美沙酮维持治疗或针具交换，可切断因注射吸毒经血传播艾滋病的途径。

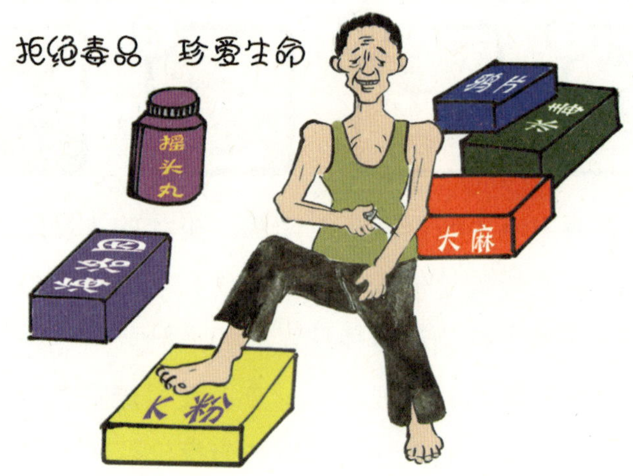


（6）避免不必要的注射、输血和使用血液制品；必要时，使用经过艾滋病病毒抗体检测合格的血液或血液制品，并使用一次性注射器或经过严格消毒的器具。

提倡无偿献血，杜绝贩血卖血，加强血液管理和检测是保证用血安全的重要措施。

严格筛选献血员，劝阻有危险行为的人献血，是血液安全的重要保证。

对血液和血液制品进行严格的艾滋病病毒抗体检测，防止艾滋病经采供血途径传播。

尽量避免不必要的注射、输血和使用血液制品，必要时使用检测合格的血液和血液制品，以及血浆代用品或自身血液。

使用一次性或自毁型注射器是防止艾滋病经血液传播的重要环节。如没有条件，注射器具必须做到一人一针一管，一用一消毒。

酒店、旅馆、澡堂、理发店、美容院、洗脚房等服务行业所用的刀、针和其他刺破或擦伤皮肤的器具必须经过严格消毒。

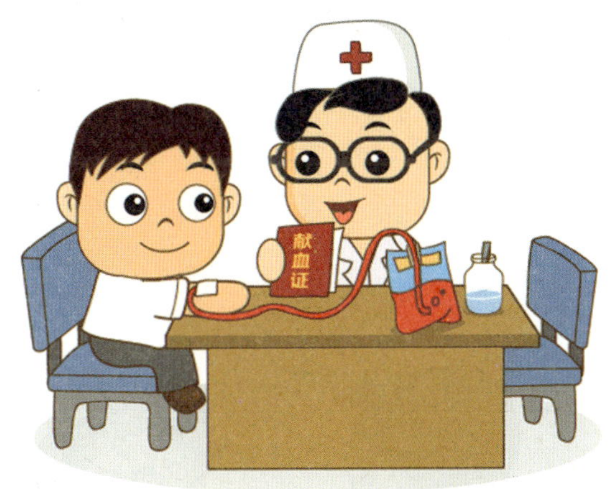


（7）对感染艾滋病病毒的孕产妇及时采取抗病毒药物干预、减少产时损伤性操作、避免母乳喂养等预防措施，可大大降低胎、婴儿被感染的可能性。

在艾滋病高发地区，大力推行孕产妇的孕产期保健、艾滋病咨询检测和住院分娩，是预防艾滋病母婴传播的关键措施。

感染了艾滋病病毒的怀孕妇女要在医生的指导下，采取孕期和产时服用抗病毒药物、住院分娩减少损伤性危险操作、以及产后避免母乳喂养等预防传播的措施，可大大减少将艾滋病病毒传染给胎儿或婴儿的机会。

孕妇在怀孕早期发现感染艾滋病病毒，应向医生咨询，充分了

解艾滋病对胎、婴儿和自身的潜在危害，自愿选择是否继续怀孕。

检测出艾滋病病毒感染的孕产妇如果选择终止妊娠，应到当地医疗卫生机构寻求咨询和终止妊娠的服务。

艾滋病病毒感染的孕产妇如果选择继续妊娠，应到当地承担艾滋病抗病毒治疗任务的医院或妇幼保健机构，寻求免费预防母婴传播的抗病毒药物和婴儿检测服务。

感染艾滋病病毒的产妇应进行婴儿喂养咨询，对所生婴儿实行人工喂养，避免母乳喂养，杜绝混合喂养。并在婴儿第 12 和第 18 个月进行免费艾滋病病毒抗体检测。

（8）艾滋病自愿咨询检测是及早发现感染者和患者的重要防治措施。

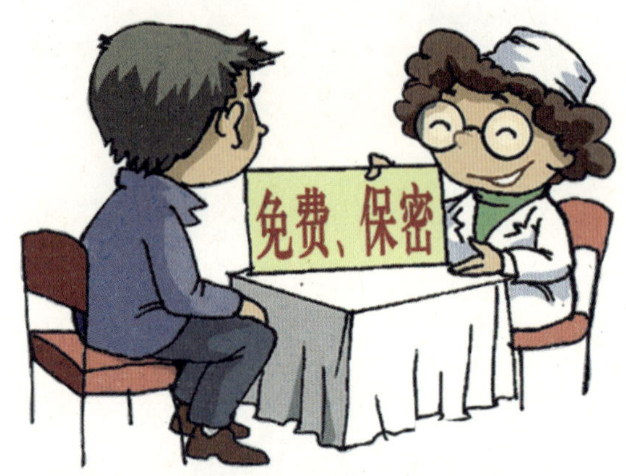


有过高危性行为、共用注射器吸毒、卖血、怀疑接受过不安全输血或注射的人以及艾滋病高发地区的孕产妇，要主动到当地艾滋病自愿咨询检测（VCT）门诊（室）进行咨询检测。

国家实施免费的艾滋病自愿咨询检测。自愿接受艾滋病咨询和检测的人员，可在各级疾病预防控制中心和卫生行政部门指定的医疗机构得到免费咨询和艾滋病病毒抗体初筛检测。

各级疾病预防控制中心和卫生行政部门批准的合法医疗机构，都可设立艾滋病咨询室和筛查实验室。

咨询和检测是保密的。在知情同意的情况下，个人可自愿选择是否接受艾滋病病毒抗体检测。

艾滋病病毒抗体检测阳性者，可通过咨询获得有关艾滋病病毒抗体确认试验、治疗、预防母婴传播、预防感染他人和得到关怀等方面的指导帮助或转介信息服务。

接受艾滋病咨询和检测，可消除或缓解因怀疑感染艾滋病所带来的心理压力，还可了解自己的身体情况，及时采取适宜措施，保护自己和他人。

（9）关心、帮助、不歧视艾滋病病毒感染者和患者，鼓励他们参与艾滋病防治工作，是控制艾滋病传播的重要措施。

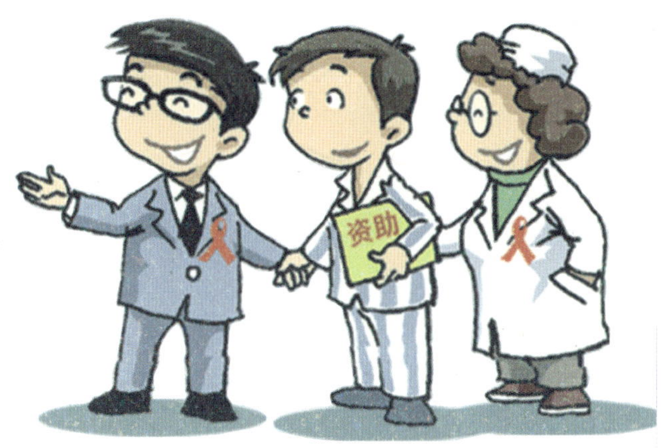


艾滋病病毒感染者和患者是疾病的受害者，应得到人道主义的同情和帮助。

农村居民和城镇未参加基本医疗保险等医疗保障制度的经济困

难人员中的艾滋病患者，可到当地卫生行政部门指定的传染病医院或设有传染病区（科）的综合医院，接受免费抗病毒药物治疗。

各级政府将生活困难的艾滋病患者纳入政府救助范围，按国家有关规定给予必要的生活救济，并积极扶持有生产能力的艾滋病病毒感染者开展生产活动。

地方政府要通过多种途径，开展艾滋病遗孤的心理康复和提供免费义务教育。

对艾滋病病毒感染者及患者的歧视不仅不利于预防和控制艾滋病，还会成为社会的不安定因素。

艾滋病病毒感染者和患者是预防控制艾滋病的重要力量，应鼓励他们参与艾滋病防治工作。

家庭和社区要为艾滋病病毒感染者和患者营造一个友善、理解、健康的生活和工作环境，帮助他们采取正确的生活态度、改变高危行为，并为他们参与艾滋病防治工作创造条件。

（10）艾滋病威胁着每一个人和每一个家庭，影响着社会的发展和稳定，预防艾滋病是全社会的责任。

我国艾滋病的流行已进入快速增长期，处在从高危人群向一般人群扩散的临界点。如不能及时、有效地控制，将对我国的经济发展、社会稳定、国家安全和民族兴旺带来严重影响。

我国预防控制艾滋病的基本原则是：预防为主、防治结合、综合治理。

艾滋病防治绝不只是卫生部门的责任，必须建立政府主导、多部门合作和全社会共同参与的艾滋病预防控制机制，形成有利于艾滋病防治的社会环境。

非政府组织是艾滋病预防控制的重要组成部分，在重点人群宣教、高危人群干预、感染者和患者关怀等方面能够发挥重要作用。

公民应积极参加预防控制艾滋病的宣传教育工作，学习和掌握预防艾滋病的基本知识，避免危险行为，加强自我保护，并把了解到的知识告诉他人。

在青少年中开展预防艾滋病/性病、拒绝毒品的教育，进行生活技能培训和青春期性教育，保护青少年免受艾滋病/性病和毒品的危害，是每个家庭、每个学校、每个社区和全社会的共同责任。

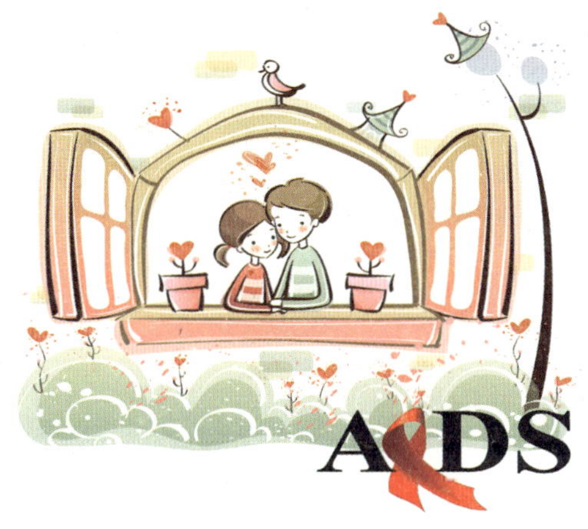

# 2 结核病防治核心信息

（1）面向所有人群的核心信息

①肺结核是我国发病、死亡人数最多的重大传染病之一。

②肺结核主要通过咳嗽、打喷嚏传播。

③勤洗手、多通风、强身健体可以有效预防肺结核。

④咳嗽喷嚏掩口鼻、不随地吐痰可以减少肺结核的传播。

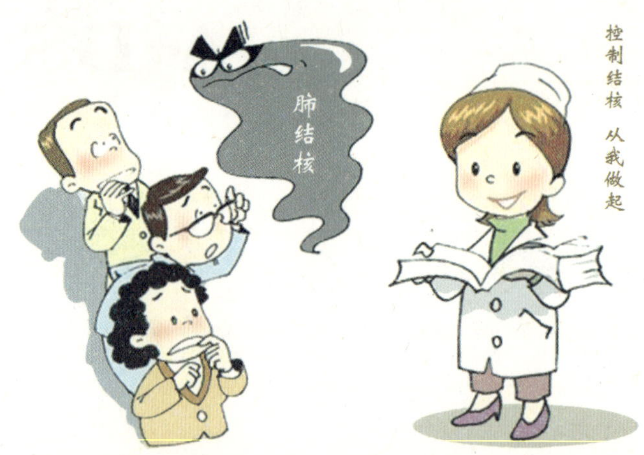


⑤如果咳嗽、咳痰 2 周以上，应及时到医院诊治。

⑥我国在结核病定点医疗卫生机构对肺结核检查治疗的部分项目实行免费政策（各地在宣传中应明确定点

医疗卫生机构名称和具体免费项目）。

（2）面向目标人群的核心信息

①政府领导的核心信息。

肺结核是我国依法防治的重大传染病。

肺结核疫情直接反映当地社会经济发展水平。

政府的重视和投入是控制肺结核疫情的关键。

做好肺结核防治是政府关注民生的具体体现。

（由各地添加当地肺结核疫情和控制现状）。

②面向医务人员的核心信息。

对咳嗽、咳痰两周以上的患者要警惕肺结核。

发现疑似肺结核病例，依法报告、转诊。

要对疑似肺结核患者及家属进行健康教育。

③面向肺结核患者的核心信息。

坚持完成全程规范治疗是治愈肺结核、避免形成耐药的关键。

避免肺结核传播是保护家人、关爱社会的义务和责任。

④面向密切接触者的核心信息。

要督促患者按时服药和定期复查，坚持完成规范治疗。

如出现咳嗽、咳痰要及时就诊。

注意房间通风和个人防护。

⑤面向流动人口的核心信息。

肺结核诊治优惠政策不受户籍限制。

患者尽量留在居住地完成全程治疗；如必须离开，要主动告知主管医生。

患者返乡或到新的居住地后，要主动到当地结核病定点医疗卫生机构继续治疗。

⑥面向教师的核心信息。

结核病检查是学校常规体检项目之一。

教师有义务对学生开展结核病防治健康教育，并督促咳嗽、咳痰 2 周以上的学生及时就医。

学校依据结核病定点医疗卫生机构的诊断证明，管理学生患者的休学、复学。

# 3 血吸虫病防治基本知识

血吸虫病是血吸虫侵入人体所致的一种严重危害健康的传染病和寄生虫病。

血吸虫病传染源众多，除人之外，牛、猪、羊、犬等常见家畜和野生哺乳动物共40余种均可作为血吸虫病传染源。

（1）什么是疫水

有血吸虫尾蚴的水体称疫水。血吸虫病流行地区江、湖、河、沟渠、田、塘以及有钉螺孳生的沟、渠、田等环境的水体均有可能是疫水。洪涝灾害期间，尾蚴有可能随水流扩散。

（2）血吸虫病传播方式

人、畜接触了含有血吸虫尾蚴的水，尾蚴就会很快钻进人、畜体内，经过37天左右发育成血吸虫成虫，寄生在肠系膜血管里。

雌虫在肠系膜静脉的血管里产卵。卵内含有毛蚴，每条雌虫每天产卵1000个左右，卵很小，要用显微镜才能看见。卵会放出毒素，影响健康；卵随血流到肠壁，能使肠壁破溃而进入肠腔内，随大便排除。

含有血吸虫卵的大便污染了水源，在水温大约25℃情况下，经4小时左右虫卵内毛蚴破壳而出，在水中快速游动，遇到钉螺，很快就会钻入钉螺内，在钉螺体内不断繁殖，形成大量尾蚴。含有尾蚴的钉螺遇水，尾蚴就不断逸入水中，人、畜下水接触到尾蚴而受感染。

这就是血吸虫病传播的整个循环方式，随着人畜群体的不断扩大、疫水的不断扩散，整个循环链也在不断的扩大，造成的危害也越来越严重。

（3）人感染血吸虫病的主要途径

感染途径主要有两方面：一是生产性感染，如在田间从事农活：育秧、栽秧、收割、放水灌田、防洪排涝、捕鱼、捉虾、割草等。二是生活性感染。如在有血吸虫的疫水中洗衣服、洗蔬菜、游泳、洗手等。

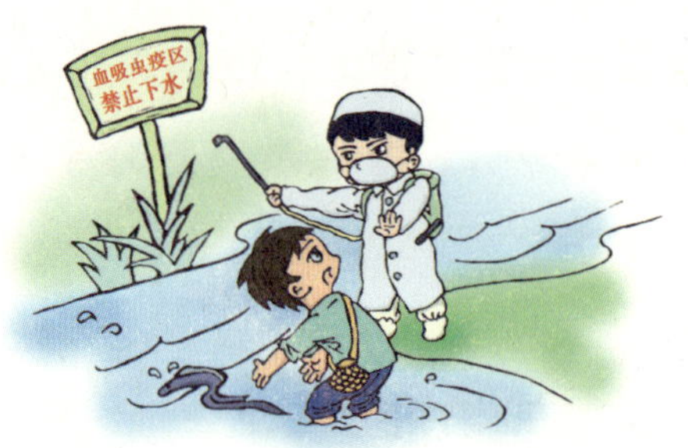


（4）什么是钉螺

钉螺是血吸虫主要的中间宿主。它是雌雄异体，水陆两栖的螺蛳。形状呈圆锥形，长度一般不超过1cm，宽度不超过4mm，螺壳表面有纵肋，螺旋一般为6～9个，主要分布在洲滩、沟渠水线上下1m的范围内。稻田中钉螺主要分布在进水口和田埂附近。

（5）血吸虫病防治基本知识

避免接触含有血吸虫尾蚴的水。在血吸虫病流行季节，人畜不要到有钉螺的河、堰、沟渠、池、塘等处洗衣物，中、小学生特别要注意不要到这些地方戏水、洗澡。如必须要到这些有螺环境去劳动生产，应采取一定的防护措施，如尽量避免皮肤与水接触、穿胶靴、戴手套或在身上涂抹防蚴霜等。

积极消灭钉螺。消灭钉螺是预防血吸虫感染最有效的措施，消灭钉螺，就可以斩断血吸虫病的传播链。消灭钉螺，一是药物杀灭；二是结合农田水利基本建设，开新沟，填有螺旧沟。

积极检查治疗血吸虫病。要知道自己是否患血吸虫病，应积极接受血吸虫病检查。中、小学生在学校接受检查，成人在住家所在地接受防疫人员上门检查。目前，检查的方法很多，常用的有粪便沉孵检查、皮内试验、间接凝集试验、环卵试验等。经过检查确诊有血吸虫病后，无论自己有无症状或体征，均要及时进行治疗。目前治疗用的药物叫吡喹酮，此药毒性低，疗效好，服用方便。

（6）疫区住地居民预防血吸虫病的基本常识

疫区住地居民生产、生活活动接触疫水频繁，一定要加强管理，切实搞好预防。一是在居民活动频繁的有螺地带设立血防警示牌和血防宣传岗哨，教育、劝阻群众不要接触疫水，不要到疫区地带采粽叶、拔芦蒿、打湖草、放牧、捕鱼虾等；二是确因生产、生活需要到有螺地带从事种植、捕捞活动，应尽量减少涉水次数，并在下水前涂擦防护药品，穿防护服等，做好个人防护；三是教育妇女、儿童不要到有螺疫水中洗衣、洗澡等，尽量使用井水或自来水；四是每年应主动接受一次血吸虫病的专项检查。

（7）疫区少年儿童预防血吸虫病常识

盛夏和早秋季节少年儿童喜欢到湖水和沟渠中游泳、戏水、洗澡、捕鱼捞虾，如果是在疫水地带就有可能染上血吸虫病。儿童得了血吸虫病不仅消瘦虚弱，发育不良，个头矮小，有的甚至成为“侏儒”，而且严重影响读书上学，荒废学业。为了保护少年儿童的健康，疫区学校要开设血防常识课，使儿童学习和掌握一些血防知识和防护方法，不到疫水中玩耍。学校和孩子家长要加强学校校外活动管理，特别是在暑假期间，一定要禁止学生到疫区放牧和游泳、捕鱼捞虾。并以班级为单位制订学生防护公约，组织夏令营、血防知识竞赛等活动，强化血防意识。

（8）做好渔（船）民的预防

渔船民是感染血吸虫病的高危人群，由于长时间在水上作业、生活，接触疫水机会极多，应购买一些血防专用防护药品，下水前涂擦在手或脚的皮肤上，捕鱼时应穿防护衣服。饮用水应提取河湖心深处的水，也可将水烧热至60度以上再饮用。有条件的用桶或缸盛水备用，按每50千克水加漂白粉0.5克的比例，搅拌后静置15分钟后使用。渔民感染机会多，每年至少应主动接受1次血吸虫病检查和2次吡喹酮治疗（化疗）。

（9）做好疫区旅游地外来人员的预防

近年来，一些非疫区城市居民、学生到疫区旅游、休闲、钓鱼的人员越来越多，往往因为不了解当地疫情，有的下水洗手洗脚、洗脸玩水、捉鱼，在有螺草地开展文娱活动，这些来自非疫区的人员多是易感人群，为避免感染血吸虫病，凡到疫区旅游、打工、休闲或垂钓的人员，应了解当地是否是血吸虫病疫区，如果是疫区应尽量不要接触疫水，而一旦接触疫水1个月出现原因不明的发热症状，应考虑是否患了急性血吸虫病，要及时检查诊断、治疗，即使没有得急性血吸虫病，如果有原因不明的发热等症状，也应当要检查一次。当地政府，有关部门在疫区开发旅游项目，如“农家乐”、水上娱乐（餐厅）、垂钓、兴建码头等，一定要做好管理防范工作，设置警示标志，避免游客和工作人员接触疫水而感染血吸虫病。

（10）防汛抢险和抗旱人员预防血吸虫病的基本常识

参加防汛抢险的人员多为疫区干部群众，紧急情况下，还从当地抽派解放军和武警官兵支援。抗洪抢险多为全身接触疫水，口服青蒿琥酯或蒿甲醚为理想的预防措施。防汛抢险和抗旱人员应注意不要用疫水洗擦身子或直接饮用疫水，尽量减少与疫水接触次数和时间，紧急情况下水时，下水前应在暴露的皮肤上擦涂防护药品，穿防护衣服。防汛抗旱人员应及时登记下水时间，人在第一次接触疫水 25 天后，口服吡喹酮进行预防性治疗。若反复多次接触疫水，则每 25 天服一次，最后一次接触疫水 25 天后仍要加服一次。防汛抗旱结束后，接触疫水人员应主动去血防站进行检查，一旦确诊要及时治疗。

（11）安全用水

安全用水是为了保证疫区居民生活用水安全，主要办法有：

①排除尾蚴。在远离厕所、贮粪池的地方开挖水井或打手压水井，使疫水通过地下砂层自然过滤流入水井中，成为无尾蚴的清洁水。建水井时应修筑井台，安装井盖，备有公用吊桶，在井旁建造洗物池和排水沟，使用过的废水及时排出井周围地区。

②在人口密集的村庄，应创造条件，兴建自来水，这是保证安全用水的最好办法。在无法使用井水或自来水的渔、船民应采用河心深处汲水的方法取水使用，不要使用疫水。对没有条件建自来水或打水井居住在沟渠、堤边的居民可提倡采用将水烧热（60℃以上）或用漂化精杀灭尾蚴后再使用。

（12）防止粪便传播血吸虫病

搞好粪便管理，不仅可以改善农村环境卫生，而且可以杀死血吸虫卵，阻断血吸虫病传播。粪便管理包括3个方面：

①防止粪便污染水源。把河、湖、沟、堤边的粪池、粪缸、厕所迁至远离水源的地方，要做到搭棚加盖，防止雨水冲刷和外溢。不要在河、湖、沟渠中洗刷粪具和马桶。在湖沼地区集体生产作业时要携带粪桶或挖掘临时粪坑，用过后取土深埋，不要随地大便。渔、船民应在船上设置马桶，在船只停泊地设立粪池或厕所和收粪船只，禁止将大便拉（倒）入河湖中和使用新鲜粪施肥。

②加强牛、猪等牲畜的粪便管理。

③杀灭粪便中的血吸虫卵。目前广泛使用的是三格化粪池和沼气池。另外还有密封贮存法，高温堆肥法和药物灭卵法，也可杀灭粪中的血吸虫卵。

（13）消灭钉螺是消灭血吸虫病的重要环节

螺是日本血吸虫的中间宿主，没有钉螺，血吸虫病就无法传播，要消灭血吸虫病就要消灭钉螺。疫区政府应根据人力、财力情况作好灭螺规划。灭螺时要坚持先上游，后下游，由近到远，先易后难，灭一块，清一块，巩固一块，重点消灭居民附近人畜常到的易感地带的钉螺的原则，并与农田水利建设相结合，彻底改造钉螺孳生环境。目前常用的方法是环境改造灭螺和药物消灭钉螺。

（14）搞好家畜的管理与防治

家畜血吸虫病除造成畜体本身危害之外，更重要的是散播血吸虫病虫卵、成为人体血吸虫病感染的主要传染源。为了控制血吸虫病的流行，切断家畜传染源，必须加强对家畜的管理与防治。根据经验，主要措施有：一是搞好人畜同步化疗。在流行区每年对沿湖有螺地带敞放的牛、羊、猪进行全面化疗；对不是沿湖的有螺村组的家畜进行重点化疗，有效地控制病情，减少传染源；二是加强入湖耕牛的管理。对沿湖地带有入湖敞放牲畜习惯的村组，采取建章立制，分级管理，分层把关，分段设点的办法。健全防护网络，控制耕牛和生猪下湖敞放，防止牲畜粪便污染湖洲、扩散病源；三是改变敞放习惯。在无螺地带划出一定范围培植和种植牧草，实行圈养，定点放牧，或明确专人牵牛放牧，改变放养习惯；四是结合水利工程，建立隔离带或安全带，降低畜群接触疫水频率；五是发展菜牛，以机代牛，逐步实现耕种机械化。

（15）家畜血吸虫病去查治的地方

如果血吸虫疫区的耕牛或其它家畜要检查血吸虫病，可到附近的兽医站去检查，或者接受兽医人员就地检查。目前检查家畜血吸虫病的方法仍以粪便虫卵孵化法为主，另外还有直肠镜检和免疫学检查法。查出有血吸虫病一般由兽医人员治疗。畜用吡喹酮粉剂是目前治疗耕牛血吸虫病最常用的药物。这种药物治疗效果好、副作用小、使用安全、口服方便，无特殊禁忌症。治疗方法是：黄牛按30mg/kg，水牛每25mg/kg，一次喂服。最大用药量黄牛以300kg、水牛以400kg体重为限。

（16）要积极开展血防健康教育

开展健康教育就是使人们了解有关预防血吸虫病方面的知识。可充分利用电视、广播、报纸宣传，开展宣传周活动，发放血防宣传资料，召开会议座谈，街头咨询和义诊，上血防知识课等形式开展宣传，增强血防意识，懂得自我防护，以便改变不健康的卫生行为、不正确的用水方式及粪便处理，及时接受检查，服从治疗，自觉参与血防工作。

# 4 预防控制乙肝宣传教育知识要点

（1）乙肝是一种危害大的严重传染病，但可以通过接种乙肝疫苗和其他措施预防。

（2）乙肝通过血液、母婴和性接触三种途径传播。日常生活和工作接触不会传播乙肝病毒。

（3）新生儿接种乙肝疫苗是预防乙肝的关键。新生儿出生后要及时并全程接种三针乙肝疫苗。

（4）新生儿乙肝疫苗接种已经纳入国家免疫规划管理，免费接种。

（5）推广新生儿以外重点高危人群接种乙肝疫苗。

（6）避免不必要的注射、输血和使用血液制品，使用安全自毁型注射器或经过严格消毒的器具，杜绝医源性传播。

（7）乙肝病毒携带者在工作和生活能力上同健康人没有区别。由于乙肝传播途径的特殊性，乙肝病毒携带者在生活、工作、学习和社会活动中不对周围人群和环境构成威胁，可以正常学习、就业和生活。

（8）目前，乙肝病毒感染尚无理想的特异性治疗药物，医学科技领域亦尚未攻克有些媒体广告宣传的“转阴”“根治”等难题。

(9) 乙肝病毒携带者应定期接受医学观察和随访。乙肝患者要规范治疗、定期检查。

(10) 乙肝威胁着每一个人和每一个家庭，影响着社会的发展和稳定。预防乙肝是全社会的责任。

# 5 手足口病防治基本知识

（1）手足口病后的表现

手足口病是一种常见多发传染病，以婴幼儿发病为主，多种肠道病毒都能引起，EV71 病毒是其中的一种。一般全年均有发生，5 ~7 月为高发期。

手足口病一般症状较轻，大多数患者发病时，往往先出现发烧症状，手掌心、脚掌心出现斑丘疹和疱疹（疹子周围可发红），口腔黏膜出现疱疹和/或溃疡，疼痛明显。部分患者可伴有咳嗽、流涕、食欲缺乏、恶心、呕吐和头疼等症状。少数患者病情较重，可并发脑炎、脑膜炎、心肌炎、肺炎等，如不及时治疗可危及生命。

（2）手足口病的传播方式

手足口病传播途径多，主要通过密切接触患者的粪便、疱疹液和呼吸道分泌物，如打喷嚏喷的飞沫及被污染的手、毛巾、手绢、牙杯、玩具、餐具、奶瓶、床上用品等而感染。手足口病目前没有疫苗，但只要早发现、早治疗，是完全可防可治的。

（3）手足口病多发于婴幼儿和普遍儿童

婴幼儿和儿童普遍多发，3 岁及 3 岁以下婴幼儿更容易得病。由于成人的免疫系统较完善，成人一旦感染一般不发病，也无任何症状。但感染后会传播病毒，因此，成人也需要做好防护，避免传染给孩子。

（4）手足口病不是新的传染病

手足口病不是新传染病，它是一种全球性传染病，1957 年首次认识并命名，世界各国每年均有病例发生。我国 1981 年发现手足口病，每年都有人患病。

（5）只要积极配合医生治疗，手足口病能治好的

如果得了手足口病，绝大多数情况下 7 ~ 10 天可以自行痊愈，不会留下后遗症，皮肤上也不会留下疤痕。根据以往的发病与治愈情况看，只有个别重症患者可能出现脑膜炎、肺炎等，只要积极配合医生治疗，多数可以痊愈。

（6）如果孩子出现发热、皮疹等症状，要及时到医疗机构就诊

如果孩子出现发热、皮疹等症状，要及时到医疗机构就诊，同时要密切观察。不要去幼儿园和人群聚集的公共场所，避免与其他孩子接触玩耍。一旦出现突然发高烧或神志不清、昏睡、肌肉或身体抽动、呼吸困难等，应立即送孩子到医院就诊。

（7）预防手足口病的关键是注意家庭及周围环境卫生，讲究个人卫生

预防手足口病的关键是注意家庭及周围环境卫生，讲究个人卫生。饭前便后、外出后要用肥皂或洗手液洗手；不喝生水，不吃生冷的食物；居室要经常通风；要勤晒衣被。流行期间不带孩子到人群密集、空气流通差的公共场所，要避免接触患病儿童。

流行期可每天晨起检查孩子皮肤（主要是手心、脚心）和口腔有没有异常，注意孩子体温的变化。

（8）如果家里有孩子感染要特别注意

要注意不让生病的孩子接触其他儿童；孩子的唾液、痰液等分泌物要用卫生纸包好丢到垃圾箱，孩子的粪便要收集好、消毒后丢入厕所，不要随意丢弃，同时要消毒便盆；看护人接触孩子前、替换尿布后或处理孩子粪便后都要洗手；生病孩子的衣服、玩具、餐具、枕头被褥等要保持卫生，孩子的日常用具要消毒；要勤开窗通风。如果上幼儿园的小朋友得病，还应及早告诉老师，并不要着急让孩子去幼儿园，要在全部症状消失一周后再去，防止传染其他孩子。一般症状轻不用住院治疗，居家治疗、注意休息即可，以减少交叉感染。

（9）要对日常用品进行消毒

如果家里没有孩子得手足口病，采用一般家庭的预防方法即可，不需要使用消毒剂。

如果家里有孩子得了手足口病，可采用以下方法消毒：奶嘴、奶瓶、餐具、毛巾等物品用50℃以上的热水浸泡30分钟或者煮沸3分钟；污染的玩具、桌椅和衣物等使用含氯的消毒剂（84消毒液或漂白粉）按使用说明每天清洗；孩子的痰、唾液和粪便、擦拭用纸等都最好倒入适量消毒剂，搅拌消毒后再丢入厕所。

**手足口病传播的主要途径**

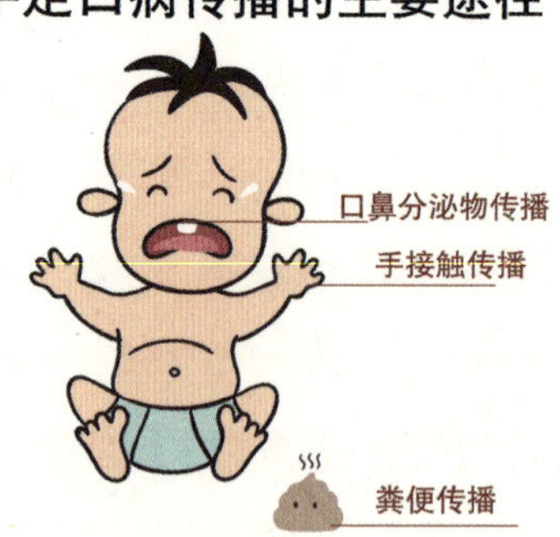

# 6 流行性感冒防治基本知识

（1）流行性感冒简称流感，是由流行性感冒病毒引起的急性呼吸道传染病

流感病毒一般分为甲、乙、丙三型，其中甲型可以引起反复流行和大流行。

流感多发于冬春季节，有高度的传染性，传播速度极快。

流感的主要表现为高热，伴有明显的头痛、乏力、全身肌肉酸痛等中毒症状，而呼吸道症状轻微。

一般在老年人和慢性病患者中可以引起严重的并发症。

历史上曾经由 H1N1、H2N2、H3N2 等型病毒造成全球四次流感大流行。2009 年发生的甲型流感是由 H1N1 病毒的变异型引起的。

（2）流感病毒主要由飞沫通过呼吸道直接传播，流感患者和隐性感染者是主要传染源

流感患者或隐性感染者说话、咳嗽、打喷嚏时会喷出带有流感病毒的飞沫，吸入这样的飞沫就可能被流感病毒感染。

接触了被含有流感病毒的唾液、鼻涕、痰液等污染过的手或日常用品，也有可能被感染。

潜伏期的患者也有传染性，发病3日内传染性最强。

人对流感病毒普遍易感。

感染流感病毒后可以获得一定的免疫力，但由于流感病毒很容易发生变异，所以，患者痊愈后仍可能被变异的流感病毒感染。

（3）与普通感冒相比，流感的全身症状重，呼吸道症状轻

流感的潜伏期通常为1～3天。

典型的流感起病急，表现为高热，体温可达39℃～40℃，畏寒寒战，疲倦乏力，头痛及全身肌肉酸痛。打喷嚏、鼻塞、流鼻涕、嗓子疼、咳嗽等呼吸道症状轻微。

少数流感患者可以表现出消化道症状，如恶心、呕吐、食欲缺乏、腹泻、腹痛等。

严重者可并发病毒性肺炎，表现为高热、咳嗽、呼吸困难和发绀，甚至出现呼吸衰竭。

有的患者可以并发病毒性心肌炎或病毒性脑膜炎。

流感的治疗包括抗病毒和对症支持治疗，一般预后好。

抗病毒治疗应尽早进行，发病48小时之内应用抗病毒治疗可有效缓解症状、缩短病程，应用越早效果越好。

患者应注意卧床休息，多饮水，注意营养，吃清淡易消化的食物。出现高热可以给予解热镇痛类药物对症，但是儿童应避免使用阿司匹林，以免导致其他严重的并发症。

如高热持续不退，或出现咳嗽、咳痰甚至咳血痰、呼吸困难等严重的呼吸道症状，应立即到医院诊治。

典型流感的病程一般为4～7天，但咳嗽和疲倦乏力可持续数周。

如果出现病毒性肺炎等严重的并发症，则病情进展迅速，患者可能会出现呼吸循环衰竭，甚至死亡。

（4）预防流感的关键是隔离流感患者，切断传播途径，增强人群对流感的免疫力

在流感流行期间，应尽量避免去公共场所或参加大型集会等集体活动，到公共场所应戴口罩，不到患者家串门。

病情较轻的流感患者可居家隔离，患者应单独居住，分开就餐，出入关闭房门；外出或与他人接触应戴口罩，并保持距离。隔离时间为 1 周或至主要症状消失。

保持室内空气清新，注意通风。

均衡饮食，适当运动，保持充足的睡眠，避免过度疲劳。

养成良好的个人卫生习惯，勤洗手，避免用手触摸眼睛、鼻子和嘴。打喷嚏或咳嗽时用手帕或纸巾掩住口鼻，避免飞沫污染他人。

患者用过的餐具、衣物、手帕和玩具等要煮沸或阳光暴晒消毒。

（5）接种疫苗是预防流感的有效措施

常用疫苗为全病毒灭活疫苗，效果较好。

接种时间为每年 9 ~ 11 月，每年接种 1 次，2 周可产生有效抗体。

接种对象主要为老人、慢性病患者、免疫力低下及可能密切接触患者的人员，普通人和怀孕 3 个月后的孕妇、哺乳期妇女等特殊人群也可以接种疫苗。

（6）接种疫苗的一般常识

流感疫苗的不良反应有：发热、周身不适、肌肉酸疼等；注射疫苗局部皮肤可能有轻微的疼痛、红肿。

最好不空腹接种。

接种后观察 20 分钟。

# 7 夏季肠道传染病防控知识要点

（1）养成“喝开水、吃熟食、勤洗手”的良好卫生习惯。

（2）尽量不要到卫生条件差的街头摊点就餐，尽量在外少吃凉拌菜和肉类烧烤食物；

（3）注意家庭饮食卫生，食物制作要加热 3 分钟以上。尽量不吃剩饭菜。冰箱不是“保险箱”，冰箱内储放的直接入口食品，经卫生处理后才能进食。

（4）加工凉拌菜时，加工者要把双手清洗干净，一定要用专用的熟食案板和刀具，不要和生肉刀具和案板混用，将生菜在加工前用开水过一下，盛放凉拌菜和色拉的容器要专用。

（5）蔬菜水果要先用清水浸泡，然后使用清洁水冲洗三遍以上，特别是一些带叶、带根的蔬菜，要特别注意根部的清洗，葡萄、草莓等水果需要在清水中适当加一点盐浸泡几分钟，用清水冲净，在冲洗的过程中，在表面用手轻轻地洗刷一下。

（6）旅游者要注意个人卫生，尽量避免在疫区当地进食生冷食品，尤其生食蔬菜，避免接触牛、羊、鹿等动物。如发生腹泻及时就诊。

（7）开展“三管一灭”（管水、管粪、管饮食，消灭苍蝇），保持良好的环境卫生和饮食卫生。

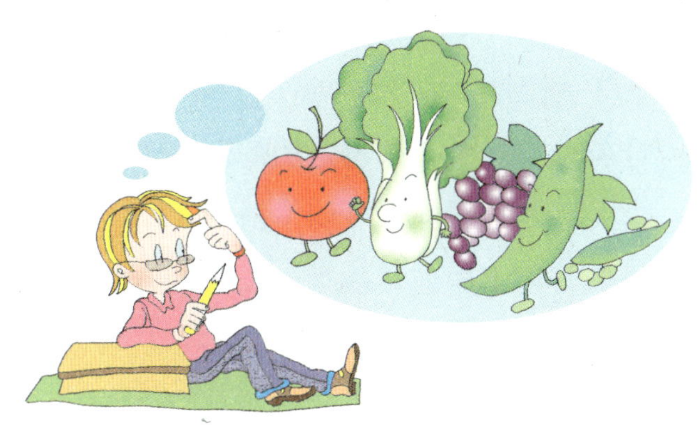

# 8 疟疾防治宣传核心信息

（1）面向所有人群的核心信息

①疟疾是一种可防可治的寄生虫病。

②疟疾是通过蚊子叮咬传播的。

③疟疾的主要症状是发冷、发热、出汗。

④预防疟疾最好的办法是防止蚊子叮咬。

⑤非洲和东南亚是疟疾高度流行区。

⑥重症疟疾会危及生命。

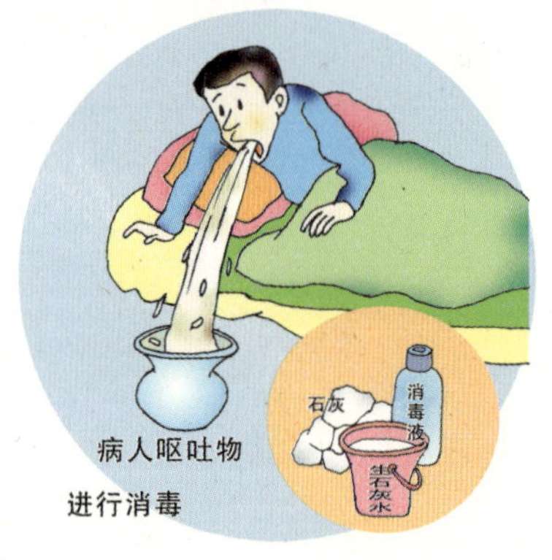


（2）面向医务人员的核心信息

①从非洲和东南亚回国的发热患者，须查疟原虫。

②医疗机构如无治疗疟疾药品，可与当地疾病预防控制机构联系。

（3）面向出入境人员的核心信息

①出国前应当了解目的地疟疾流行状况。

②在疟疾流行区，要防止蚊虫叮咬。

③企业派驻非洲、东南亚等地的随队医生应当具备疟疾诊治能力，并储备足量疟疾治疗药物。

④出现发热、发冷、头痛等症状，应及时就医，主动告知旅行史。

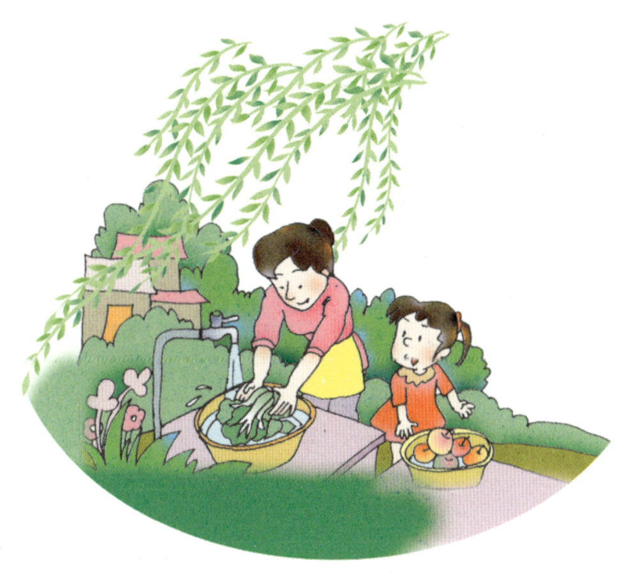

# 9 麻风病防治核心知识

（1）麻风病是一种慢性传染病，主要通过飞沫的呼吸道吸入和长期密切的皮肤接触传播。绝大多数人对麻风病具有免疫力，发病率低

麻风病是由麻风杆菌引起的一种慢性传染病，主要侵犯皮肤、周围神经、上呼吸道黏膜和眼睛等组织，通过皮肤密切接触或呼吸道飞沫传播。麻风病的传染源主要是未经治疗的多菌型麻风病患者。95%以上的人对麻风杆菌有正常抵抗力，即使感染了麻风杆菌，发病的比例也很低。

（2）麻风病可防、可治、不可怕

密切接触活动性麻风病患者时戴口罩、接触后洗手、注意个人卫生、加强营养、提高机体抵抗力等可以减少患麻风病的危险。

（3）麻风病早期症状是浅色或红色皮肤斑片，常伴感觉丧失

麻风病的临床表现多种多样，早期主要是皮肤上出现不痛不痒的浅色或红色斑片，如不能早期发现和治疗，病期长时皮肤多伴有感觉减退或丧失，病情逐渐发展后

可以出现兔眼、歪嘴、爪形手、垂足、足底溃疡等畸残。

（4）怀疑患麻风病，应当尽早到专业机构就诊

如果怀疑自己得了麻风病，应该主动去皮肤病防治院（所、站）等麻风病防治机构检查治疗，或与当地疾病预防控制中心联系咨询。

（5）国家对麻风病的诊断和治疗实行免费政策

2004 年，中央财政将麻风病防治纳入了公共卫生专项，各级政府也给予了稳定的资金投入，目前我国对麻风病的诊断和治疗实行免费。为了鼓励发现麻风病患者，各级政府实行报病奖励，中央财政给予适当补助。此外，民政等部门也为麻风病患者提供必要的医疗和生活救助等。

2011 年，我国 11 个部门联合印发了《全国消除麻风病危害规划（2011～2020 年）》，要求到 2020 年实现消除麻风病危害的目标，提出全国麻风病患者数量较 2010 年减少 50%，98% 以上的县（市）麻风病患病率控制在 1/10 万以下，新发现麻风病患者中 2 级畸残者控制在 20% 以内。

（6）早诊早治可避免畸残，规范治疗可完全治愈

麻风病的危害包括：一是麻风病致病、致畸造成患者部分或全部劳动力丧失，对人民群众身体健康造成危害。二是由于社会对麻风病的不了解，对麻风患者产生歧视和偏见，对个人、家庭和社会带来负面影响。三是麻风病流行和造成残疾，增加社会负担及对卫生资源的消耗。

目前，麻风病的治疗主要采用世界卫生组织推荐的利福平（RFP）、氨苯砜（DDS），氯法齐明（B663）等药物进行联合化疗。门诊治疗半年或一年即可完成疗程，效果良好。早期及时治疗

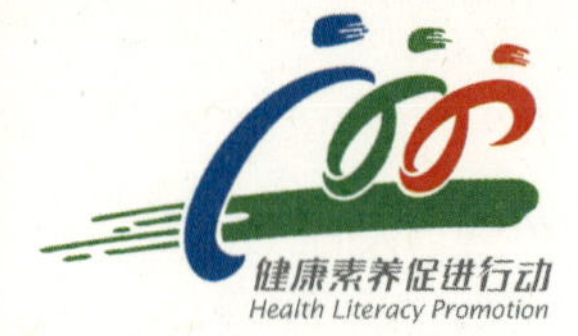


可以避免各种麻风病残疾的发生。

为了消除麻风病的危害，减少与麻风病相关的负担，需动员政府各部门和社会各界积极参与，加强病例早期发现，早期治疗，预防畸残；加大宣传教育，提高群众麻风病防治知识，促进及时就诊，消除社会对麻风病的歧视和偏见，倡导对麻风病患者关怀和支持，弘扬尊重和关爱麻风病患者的良好社会风尚。

（7）每年1月份的最后一个星期日为“世界防治麻风病日”

1954年，世界卫生组织确定。每年的这一天，许多国家举行各种形式的活动，以动员社会力量来帮助麻风患者克服生活和工作上的困难，营造社会支持环境。

# 10 狂犬病防治基本知识

（1）狂犬病俗称“疯狗病”，是由感染狂犬病毒引起的一种人兽共患的、病死率极高的传染病，我国是受狂犬病危害最为严重的国家之一。

狂犬病是迄今为止人类唯一病死率高达100%的急性传染病。

21世纪初期，狂犬病疫情有连续快速增长的趋势，自2005年以来我国狂犬病报告死亡数始终处于各类传染病报告死亡数的前三位。

（2）很多家畜、小哺乳动物及很多野生动物都能感染狂犬病毒，成为狂犬病的传染源。狂犬病毒主要通过破损的皮肤或黏膜侵入人体。

我国狂犬病的主要传染源是病犬，其次为猫、猪和牛、马等。但一些貌似健康的犬、猫等的唾液中亦可带病毒，也能传播狂犬病。

人感染狂犬病最主要的途径是被病犬和其他带毒的动物咬伤、挠抓伤，通过唾液使狂犬病毒进入人体。

少数可在宰杀、剥皮、切割等过程中通过破损皮肤感染。

过去认为狂犬病只有通过动物传染给人类，近年来已有人传人的报道。

(3) 狂犬病的主要表现为高度兴奋、恐水、怕风、怕光，阵发性咽肌痉挛，流涎、吐沫、多汗等。

人被病犬或狂犬病毒感染的动物咬伤后，经过一段时间，短则6～12天，长则数年，一般经过1～3个月的潜伏期发病。

狂躁型狂犬病是最常见的类型，主要表现有：在愈合的伤口及其周围皮肤有痒、痛、麻及蚁走等异常感觉，以后出现高度兴奋、恐水（即患者对水非常恐惧，见到水甚至听到水声或是说起水，都会发生咽喉肌痉挛，这种痉挛逐渐加重成阵发性发作）、怕风、怕光、怕大的声音；四肢抽搐、流涎、吐沫、多汗、心率加快、血压增高等。逐渐发生全身弛缓性瘫痪，最终因呼吸、循环衰竭而死亡。

麻痹型狂犬病在我国较为少见。发病开始多为高热、头痛、呕吐及咬伤处疼痛等，无兴奋期和恐水症状，亦无咽喉肌痉挛，无吞咽困难等表现。之后即出现四肢无力，麻痹症状，部分或全部肌肉瘫痪，咽喉肌、声带麻痹而失音，所有麻痹型狂犬病也称“哑狂犬病”。

本病发病后病程一般不超过6天即会死亡。

(4) 狂犬病恐怖证，又称癔症性假性狂犬病，是指有被犬或猫咬伤或抓伤史的人并未被狂犬病病毒感染，却表现出类似狂犬病的症状。

狂犬病恐怖证的假性恐水是一种夸张的表现，有临床症状后，病情不再发展，可自行恢复，而狂犬病一旦发病，6天内几乎100%死亡。

狂犬病恐怖证患者中有的被动物咬伤至出现临床症状仅仅几小时或 1 ~2 日，而狂犬病的潜伏期不可能这样短。

被犬或猫咬伤或抓伤后必须及时到医院或者疾病预防控制中心做处理，因为人们并不能判断咬人的犬或其他动物是否带毒，只要及时做到伤口处理和注射疫苗，就不必恐惧。

（5）及时正确地处理伤口、全程注射狂犬疫苗和加强犬猫等动物的管理是防止狂犬病的关键措施。

被动物咬伤后后，应立即处理伤口，并尽快去医院。

被咬伤后应立即用 20% 的肥皂水或 1% 的新洁尔灭反复冲洗伤口（当时若无条件，也可用清水反复冲洗），至少半小时，力求去除狗涎，挤出污血，但绝不能用嘴去吸伤口处的污血。

冲洗后用医用酒精或碘酒反复擦洗、涂抹消毒伤口，如一时没有以上消毒用品，应立即到医院进行伤口处理，切不可耽误时间。

处理眼内的伤口时，要用无菌生理盐水冲洗，一般不用消毒剂。

处理口腔的伤口应在口腔专业医师协助下完成。

如伤口较大较深，出血较多，应立即到医院就诊。

到医院后，由医生决定是否需要注射狂犬疫苗和免疫球蛋白或免疫血清。

狂犬病疫苗接种越早越好，若无明显不良反应，必须完成全程接种（一般被咬伤者应在被咬当天、第 3 天、第 7 天、第 14 天和第 28 天各注射狂犬病疫苗 1 个剂量）。

饲养犬、猫等宠物，应严格遵守相关规定，如定期为犬、猫注射狂犬疫苗，携犬外出时，应束犬链，由成年人牵领，必要时给犬戴嘴套或者将犬装入犬袋、犬笼等。

# 第四章

## 其他健康问题健康教育核心信息

# 1 科学就医健康教育核心信息

（1）科学就医是指合理利用医疗卫生资源，选择适宜、适度的医疗卫生服务，有效防治疾病、维护健康。

（2）遵从分级诊疗，提倡“小病在社区、大病去医院、康复回社区”，避免盲目去三级医院就诊。

（3）定期健康体检，做到早发现、早诊断、早治疗。

（4）鼓励预约挂号，分时段、按流程就诊。

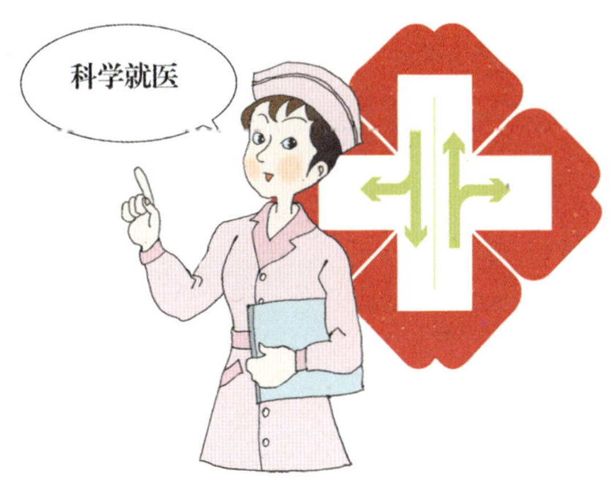


（5）就医时需携带有效身份证件、既往病历及各项检查资料，如实陈述病情，严格遵从医嘱。

（6）出现发热或腹泻症状，应当首先到医疗卫生机构专门设置的发热或肠道门诊就医。

（7）紧急情况拨打120急救电话，咨询医疗卫生信息可拨打12320卫生热线。

（8）文明有序就医，严格遵守医疗机构的相关规定，共同维护良好的就医环境。

（9）参加适宜的医疗保险，了解保障内容，减轻疾病带来的经济负担。

（10）医学所能解决的健康问题是有限的，公众应当正确理解医学的局限性，理性对待诊疗结果。

# 合理用药健康教育核心信息

（1）合理用药是指安全、有效、经济地使用药物。优先使用基本药物是合理用药的重要措施。不合理用药会影响健康，甚至危及生命。

（2）用药要遵循能不用就不用、能少用就不多用，能口服不肌注、能肌注不输液的原则。

（3）购买药品要到合法的医疗机构和药店，注意区分处方药和非处方药，处方药必须凭执业医师处方购买。

（4）阅读药品说明书是正确用药的前提，特别要注意药物的禁忌、慎用、注意事项、不良反应和药物间的相互作用等事项。如有疑问要及时咨询药师或医生。

（5）处方药要严格遵医嘱，切勿擅自使用。特别是抗菌药物和激素类药物，不能自行调整用量或停用。

（6）任何药物都有不良反应，非处方药长期、大量使用也会导致不良后果。用药过程中如有不适要及时咨询医生或药师。

（7）孕期及哺乳期妇女用药要注意禁忌；儿童、老人和有肝脏、肾脏等方面疾病的患者，用药应谨慎，用药后要注意观察；从事驾驶、高空作业等特殊职业者要

注意药物对工作的影响。

（8）药品存放要科学、妥善，防止因存放不当导致药物变质或失效；谨防儿童及精神异常者接触，一旦误服、误用，及时携带药品及包装就医。

（9）接种疫苗是预防一些传染病最有效、最经济的措施，国家免费提供一类疫苗。

（10）保健食品不能替代药品。

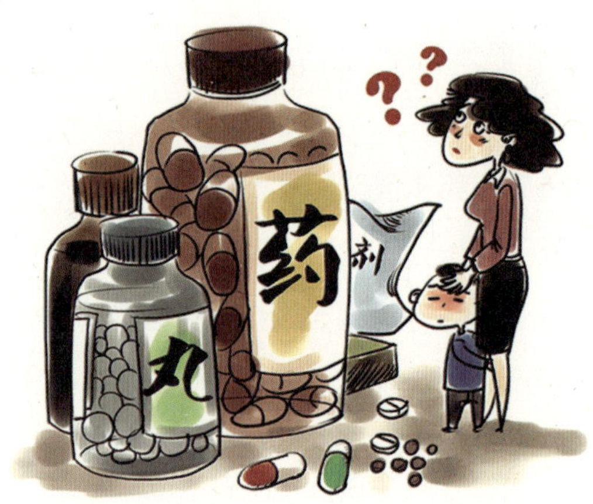

# 3 儿童合理用药健康教育核心信息

（1）儿童处于生长发育期，身体各个器官组织发育尚未成熟，功能也不完善，对药物的反应与成人不同，家长应重视合理用药。

（2）儿童用药，家长要注意区分处方药与非处方药。处方药是必须凭执业医师处方，才可购买和使用的药品；非处方药是不需要凭医师处方即可自行选择、购买和使用的药品，标有“OTC”专用标识。婴幼儿用 OTC 类药品，也要在医生指导下使用。

（3）儿童选药要尽量选用儿童剂型，如无儿童剂型，不能擅做主张把成人药减量服用，要严格按照医嘱用药。

（4）家长为儿童用药前，必须阅读药品说明书，注意药品有效期。

（5）提倡“能口服不静滴”的原则，不要盲目静脉用药。

（6）是否使用抗菌药物，必须遵医嘱。使用时在医生指导下足量、足疗程使用；不需要时，家长勿擅自使用，避免滥用。

（7）儿童用药后，家长应注意观察有无不良反应，

提倡家长记录儿童用药情况。一旦发生不良反应，要及时咨询医生或就诊，就医时提供用药情况或携带服用药品。

（8）家中药品要妥善存放，谨防儿童接触，以免发生误服中毒事故。一旦误服或服药过量，需携带药品及包装尽快就医。

（9）接种疫苗是预防一些传染病最有效、最经济的措施，国家免费为儿童提供一类疫苗。

（10）使用营养素补充剂，应视儿童营养缺乏情况科学使用。

# 4 控烟健康教育核心信息

（1）中国吸烟人数超过3亿，约有7.4亿不吸烟者遭受二手烟暴露的危害。

（2）中国每年因吸烟死亡的人数逾100万，超过结核病、艾滋病和疟疾导致的死亡人数之和。

（3）现在吸烟者中将来会有一半因吸烟而提早死亡，吸烟者的平均寿命比不吸烟者缩短至少10年。

（4）烟草烟雾至少含有69种致癌物。

（5）烟草制品中的尼古丁可导致烟草依赖，烟草依赖是一种慢性成瘾性疾病。

（6）吸烟及二手烟暴露均严重危害健康，即使吸入少量烟草烟雾也会对人体造成危害。

（7）二手烟暴露没有安全水平，室内完全禁止吸烟是避免危害的唯一有效方法。

（8）在室内设置吸烟区（室）、安装通风换气设施等均不能避免二手烟暴露的危害。

（9）不存在无害的烟草制品，只要吸烟即有害健康。

（10）“低焦油卷烟”、“中草药卷烟”不能降低吸烟带来的危害，反而容易诱导吸烟，影响吸烟者戒烟。

（11）吸烟可以导致多种恶性肿瘤，包括肺癌、口腔癌、鼻咽部恶性肿瘤、喉癌、食管癌、胃癌、肝癌、胰腺癌、肾癌、膀胱癌、宫颈癌、结肠直肠癌、乳腺癌和急性白血病等。

（12）吸烟可以导致慢性阻塞性肺疾病（慢阻肺）、青少年哮喘，增加呼吸道感染的发病风险。

（13）吸烟可以增加肺结核患病和死亡的风险。

（14）吸烟可以导致冠心病、脑卒中和外周动脉疾病。

（15）男性吸烟可以导致勃起功能障碍。

（16）女性吸烟可以导致受孕几率降低、流产、死胎、早产、婴儿低出生体重，增加婴儿猝死综合征的发生风险。

（17）吸烟可以导致 2 型糖尿病，增加其并发症的发生风险。

（18）吸烟可以导致牙周炎、白内障、手术后伤口愈合不良、皮肤老化、老年痴呆、绝经后女性骨密度降低和消化道溃疡。

（19）二手烟暴露可以导致肺癌、冠心病、脑卒中、乳腺癌、鼻窦癌。

（20）二手烟暴露可以导致成年人急慢性呼吸道症状、肺功能下降、支气管哮喘和慢性阻塞性肺疾病。

（21）孕妇暴露于二手烟可以导致婴儿出生体重降低、婴儿猝死综合征、早产、新生儿神经管畸形和唇腭裂。

（22）二手烟暴露可导致儿童支气管哮喘、肺功能下降和中耳炎。

（23）戒烟是降低吸烟危害的唯一方法，戒烟越早越好，任何年龄戒烟均可获益。

（24）戒烟可以显著降低吸烟者肺癌、冠心病、慢阻肺等多种疾病的发病和死亡风险，延缓上述疾病的进展，并改善预后。

（25）吸烟的女性在妊娠前或妊娠早期戒烟，可以降低早产、胎儿生长受限、新生儿低出生体重等多种问题的发生风险。

（26）吸烟者在戒烟过程中可能出现不适症状，必要时可依靠专业化的戒烟治疗。

（27）吸烟者应当尊重他人的健康权益，不在室内工作场所、室内公共场所、公共交通工具内和其他禁止吸烟的场所吸烟。

（28）吸烟者应当积极戒烟，吸烟者本人的戒烟意愿是成功戒烟的基础。

（29）戒烟门诊可向吸烟者提供专业戒烟治疗。

（30）全国戒烟热线电话为 400 888 5531，公共卫生服务热线电话为 12320。

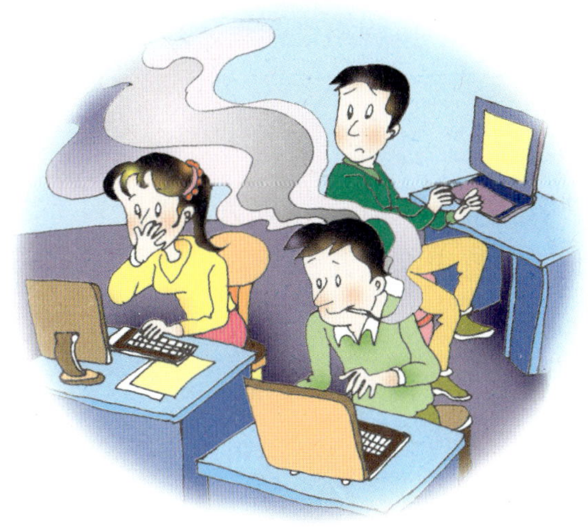

# 5 婚育新风核心信息

（1）倡导婚育新风，体现时代特色，逐步形成以“婚育文明、性别平等、计划生育、优生优育、生殖健康、家庭和谐”为核心内容的婚育习俗和社会风尚。

（2）提倡简朴文明的婚礼，反对大操大办，反对借婚姻索取财物。夫妻之间要相互忠诚、相互尊重，维护平等、文明、和谐的婚姻家庭关系。

（3）夫妻双方有实行计划生育的义务。提倡按政策生育。

（4）恪守生育伦理，负责任地养育子女。禁止溺婴、弃婴，严厉打击拐卖儿童。

（5）生男生女一样好，反对性别歧视，禁止非法的胎儿性别鉴定、禁止选择性别的人工流产。子女有赡养父母的义务，也有平等继承父母财产的权利。

（6）提倡婚前保健、孕前优生健康检查，科学选择怀孕时机。重视孕期保健，定期产前检查。国家提供免费的孕前优生健康检查。

（7）提倡住院分娩和母乳喂养，合理辅食添加，关注儿童早期发展，重视青少年健康人格培养。

（8）知情选择安全有效的避孕方法，国家免费提供避孕药具和基本的计划生育技术服务。

（9）掌握性与生殖健康知识，采取安全有效措施，避免意外怀孕，预防性病、艾滋病等性传播疾病。

（10）弘扬家庭美德，塑造良好家风。敬老爱幼，家庭和睦，禁止家庭暴力，禁止家庭成员间的虐待和遗弃。

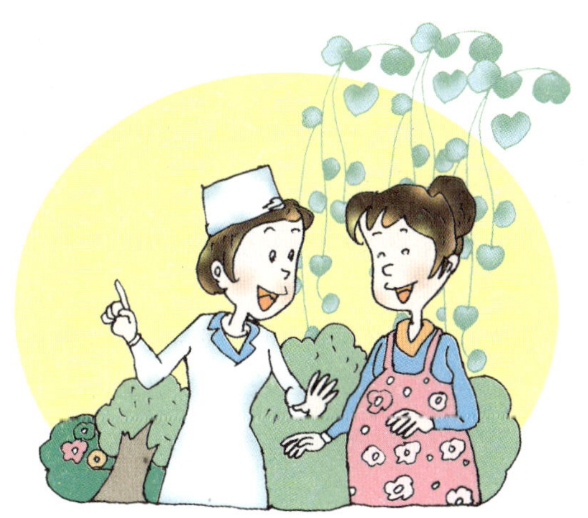

# 6 母子健康促进核心信息

（1）针对计划怀孕的妇女

①18 岁以前或 35 岁以后怀孕，会给母亲和胎、婴儿带来危险。

②准备怀孕的夫妇应做孕前咨询及身体检查，有利于预防遗传病、新生儿畸形等疾病的风险。

③怀孕前 3 个月至怀孕后的头 3 个月，每天服用一片叶酸（0.4 毫克）可有效预防胎儿神经管畸形，叶酸可免费领取。

④准备怀孕的夫妇不应吸烟或饮酒，避免接触农药、除草剂、油漆等有毒有害物质，否则会导致流产、死胎、新生儿畸形等危害。

⑤准备怀孕的妇女应避免密切接触猫狗，否则可能引起胎儿疾病。

（2）针对孕产妇

①育龄妇女出现停经、恶心呕吐等早孕反应时，应尽早去医院检查建卡。

②怀孕期间应至少做 5 次产前检查：头 3 个月内至少检查 1 次；3 ~7 个月内至少检查 2 次；7 个月后至少检查

2 次，其中孕 9 个月至少检查 1 次。

③孕产妇营养不良会影响孩子一生的智力和身体发育，每天需保证肉、蛋、奶和豆制品的摄入。

④孕产妇容易出现缺铁性贫血，应多吃含铁丰富的食物，如肝脏、动物血及肉类、蛋黄、新鲜绿色蔬菜、橙色或黄色水果等，并在孕后 4 个月开始在医生指导下补充铁剂。

⑤孕产妇钙需要量增多，应多吃含钙丰富的食物，如奶制品、豆制品、海产品等，同时从孕 4 个月在医生指导下开始补钙，以满足胎儿发育的需要。

⑥孕期出现腹痛、阴道流血、阴道流水、头痛眼花、胎动过多、过少或消失等症状时，应尽快去医院。

⑦怀孕 28 周起，每晚应定时数 1 小时胎动，密切关注胎动情况。

⑧怀孕满 37 周的孕妇，如出现腹部阵痛、见红或阴道流水，应尽快到医院。

⑨住院分娩可最大限度地保障母婴安全，对于有健康问题或交通不便的孕妇，应提前住院待产。

⑩自然分娩是对母婴损伤最小、最理想的分娩方式。剖宫产有一定的风险，应尽量自然分娩。

⑪孕产妇愉快的心情有利于母子健康，家庭成员应关心、体贴孕产妇。

（3）针对 0 ~5 岁儿童的家长

①应在婴儿出生后 1 小时内尽早开始喂母乳。

②产妇最初分泌的黄色乳汁（初乳）营养丰富，含有抗病物质，不要挤掉。

③产妇若在头几天乳汁分泌不足，可通过增加哺乳次数促进乳汁分泌。

④婴儿出生后 6 个月内鼓励纯母乳喂养，只喂母乳，不需要添加其他食物，母乳喂养可持续到 2 岁或更晚。

⑤母乳喂养有利于婴儿预防疾病，也有利于母亲和孩子之间建立亲密关系。

⑥感染艾滋病的母亲，如果家庭经济上可承担且配方奶安全，可以对孩子实行完全人工喂养，否则推荐 6 个月内婴儿纯母乳喂养。

⑦感染艾滋病的母亲，对孩子进行母乳与其他液体或食物的混合喂养，传播病毒的风险比单纯母乳喂养要大很多。

⑧新生儿要注意保暖，以预防新生儿硬肿等疾病的发生，正常情况下腋下皮肤温度为 36℃ ~37℃。

⑨孩子满 6 个月后应及时添加辅食，从泥糊状食物逐步过渡到固体食物。

⑩首先应添加强化铁的谷类食物如铁强化米粉、肝泥等。逐渐添加细碎的肉、蛋、鱼类、蔬菜水果等食品，先从蛋黄开始，可加到粥或其它食品中。

⑪如果孩子每天不能从食物中得到足量的铁，就容易发生缺铁性贫血，出现面色发白、不爱吃饭、身体瘦小、经常生病的现象。

⑫每天吃一包营养包，可以补铁、补锌、补充维生素，促进孩子健康成长。

⑬孩子 2 岁前营养不良，会影响他们一生的体能和智力发育。

⑭应定期带孩子去检查身体，每年检查一次血红蛋白，及时发现贫血，及时治疗。国家为 6 岁以内儿童免费提供健康体检服务。

⑮孩子出生后，按规定及时进行预防接种，能有效预防传染病；要保存好预防接种证，以便去外地继续按规定接种，上幼儿园和学校查验所需。

⑯孩子1天之内大便次数达到4次及以上，提示患上了腹泻。

孩子腹泻会引起脱水、感染、甚至死亡等严重后果，应及时就医，不需要禁食，并适当补充母乳、米汤或口服补液盐。

⑰在哺乳、准备食物和喂食前及处理孩子大小便后，应该用肥皂和干净的水洗手。

⑱喝生水容易感染疾病，一定要给孩子喝煮开过的水。

⑲为预防腹泻，应将所有粪便排入便坑或厕所，或将粪便掩埋。

⑳孩子咳嗽且出现呼吸加快或呼吸困难的时候，应立即送医院。

㉑孩子发热体温超过38.5℃，需要在医生指导下采取适当的降温措施。

㉒悉心照料孩子，保证孩子在看护人伸手可及的范围内，加强孩子周边环境防护，可避免许多严重伤害。

㉓妈妈喂奶时，需注意乳房是否堵住婴儿鼻孔，不要让婴儿含着乳头或蒙被睡觉，防止婴儿窒息。

㉔化学品和药品要放在孩子不容易拿到的地方，避免发生中毒。

㉕外出时注意交通安全，不能让孩子单独行走、单独坐在摩托车、三轮车后座，孩子不能单独坐在汽车前排。

㉖远离猫狗等家畜，防止孩子被咬伤。

㉗尽量不让孩子接触豆子、花生米、小石子等物品，避免引起

气管异物。

㉘经常看着孩子的眼睛微笑，多与孩子交流和玩耍，能促进孩子身心健康。

㉙让孩子远离火源、炉灶、热的液体和食物以及裸露的电线，可以避免烧伤。

㉚在很少量的水里，甚至浴盆里，孩子可能在不到 2 分钟的时间被淹死。所以当孩子在水中或水边时，应该有人看管。

㉛孩子出生后，家长要观察孩子的视力、听力、反应、大动作等发育情况，如果发现异常，应及时去医院检查。

㉜孩子 3 岁以前是大脑发育的关键时期。孩子看到、摸到、尝到、闻到和听到的所有东西，都有助于儿童大脑思考、感觉、运动和学习能力的形成。

㉝新生儿有视、听、触等感觉，可通过母婴间皮肤接触、表情和语言交流以及利用颜色鲜艳、可发声的玩具等对新生儿进行感知觉刺激。

㉞孩子发育和学习的最重要途径是与他人进行交流。多和孩子交谈、或唱歌朗读，即使他们还不能理解这些语言，但这种早期的“对话”有助于开发他们的语言和学习能力。

㉟所有孩子都需要适合他们年龄的各种玩具。水、沙子、纸板盒、积木等都是适合儿童的玩具。

㊱鼓励孩子游戏和探索新鲜事物，这样有助于培养和开发他们的社会适应能力、情感、体力和智力，同时也可以帮助儿童更好地适应学校生活。

# 7 老年健康核心信息

（1）积极认识老龄化和衰老。老年人要不断强化自我保健意识，学习自我监护知识，掌握自我管理技能，早期发现和规范治疗疾病，对于中晚期疾病以维持功能为主。

（2）合理膳食，均衡营养。老年人饮食要定时、定量，每日食物品种应包含粮谷类、杂豆类及薯类（粗细搭配），动物性食物，蔬菜、水果，奶类及奶制品，以及坚果类等，控制烹调油和食盐摄入量。建议老年人一日三餐能量分配为早餐约30%，午餐约40%，晚餐约30%，上下午各加一次零食或水果。

（3）适度运动，循序渐进。老年人最好根据自身情况和爱好选择轻中度运动项目，如快走、慢跑、游泳、舞蹈、太极拳等。上午10～11点和下午3～5点为最佳运动时间，每次运动时间30～60分钟为宜。

（4）及早戒烟，限量饮酒。戒烟越早越好。如饮酒，应当限量，避免饮用45度以上烈性酒，切忌酗酒。

（5）保持良好睡眠。每天最好午休1小时左右。如果长期入睡困难或有严重的打鼾并呼吸暂停者，应当及

时就医。如使用安眠药，请遵医嘱。

（6）定期自我监测血压。测前应当休息 5 分钟，避免情绪激动、劳累、吸烟、憋尿。每次测量两遍，间隔 1 分钟，取两次的平均值。高血压患者每天至少自测血压 3 次（早、中、晚各 1 次）。警惕血压晨峰现象，防止心肌梗死和脑卒中；同时应当避免血压过低，特别是由于用药不当所致的低血压。

（7）定期监测血糖。老年人应该每 1 ~ 2 个月监测血糖一次，不仅要监测空腹血糖，还要监测餐后 2 小时血糖。糖尿病患者血糖稳定时，每周至少监测 1 ~ 2 次血糖。老年糖尿病患者血糖控制目标应当适当放宽，空腹血糖

（8）预防心脑血管疾病。老年人应当保持健康生活方式，控制心脑血管疾病危险因素。如控制油脂、盐分的过量摄入，适度运动，保持良好睡眠，定期体检，及早发现冠心病和脑卒中的早期症状，及时治疗。

（9）关注脑卒中早期症状，及早送医。一旦发觉老年人突然出现一侧面部或肢体无力或麻木，偏盲，语言不利，眩晕伴恶心、呕吐，复视等症状，必须拨打“120”，紧急送到有条件的医院救治。

（10）重视视听功能下降。避免随便挖耳；少喝浓茶、咖啡；严格掌握应用耳毒性药物（如庆大霉素、链霉素等）的适应证；力求相对安静的生活环境。听力下降严重时，老年人要及时到医疗机构检查，必要时佩戴助听器。定期检查视力，发现视力下降及时就诊。

（11）重视口腔保健。坚持饭后漱口、早晚刷牙，合理使用牙线或牙签；每隔半年进行 1 次口腔检查，及时修补龋齿孔洞；及时镶补缺失牙齿，尽早恢复咀嚼功能。

（12）预防跌倒。老年人90%以上的骨折由跌倒引起。平时应当保持适度运动，佩戴适当的眼镜以改善视力，避免单独外出和拥挤环境，室内规则摆放物品，增加照明，保持地面干燥及平整。

（13）预防骨关节疾病和预防骨质疏松症。注意膝关节保暖，避免过量体育锻炼，尽量少下楼梯，控制体重以减轻下肢关节压力。增加日晒时间。提倡富含钙、低盐和适量蛋白质的均衡饮食，通过步行或跑步等适度运动提高骨强度。

（14）预防压力性尿失禁。注意改变使腹压增高的行为方式和生活习惯，如长期站立、蹲位、负重、长期慢性咳嗽、便秘等。

（15）保持良好心态，学会自我疏导。一旦发觉老年人出现失眠、头痛、眼花、耳鸣等症状，并且心情压抑、郁闷、坐卧不安，提不起精神，为一点儿小事提心吊胆、紧张恐惧，对日常活动缺乏兴趣，常常自卑、自责、内疚，处处表现被动和过分依赖，感到生活没有意义等或心情烦躁、疲乏无力、胸闷、睡眠障碍、体重下降、头晕头痛等抑郁症早期症状，要及时就诊，请专科医生进行必要的心理辅导和药物治疗。

（16）预防阿尔茨海默病的发生发展。阿尔茨海默病多数起病于65岁以后，主要表现为持续进行性的记忆、语言、视空间障碍及人格改变等。老年人一旦出现记忆力明显下降、近事遗忘突出等早期症状，要及早就诊，预防或延缓阿尔茨海默病的发生发展。

（17）合理用药。用药需严格遵守医嘱，掌握适应证、禁忌证，避免重复用药、多重用药。不滥用抗生素、镇静睡眠药、麻醉药、消炎止痛药、抗心律失常药、强心药等。不轻易采用“秘方”、“偏方”、“验方”、“新药”、“洋药”等。用药期间出现不良反应可暂时停药，及时就诊。

（18）定期体检。老年人每年至少做 1 次体检，积极参与由政府和大型医院等组织的普查，高度重视异常肿块、肠腔出血、体重减轻等癌症早期危险信号，一旦发现异常应当去肿瘤专科医院就诊，发现癌症要去正规医院接受规范化治疗。早发现、早干预慢性疾病，采取有效干预措施，降低疾病风险。保存完整病历资料。

（19）外出随身携带健康应急卡。卡上注明姓名、家庭住址、工作单位、家属联系方式等基本信息，患有哪些疾病，可能会发生何种情况及就地进行简单急救要点，必要时注明请求联系车辆、护送医院等事项。

（20）促进老年人积极进行社会参与，结合自身情况参加有益身心健康的体育健身、文化娱乐等活动，提倡科学文明健康的生活方式。注重生殖健康，避免不安全性行为。倡导全社会关爱老年人，实现老有所养、老有所医、老有所为、老有所学、老有所乐。

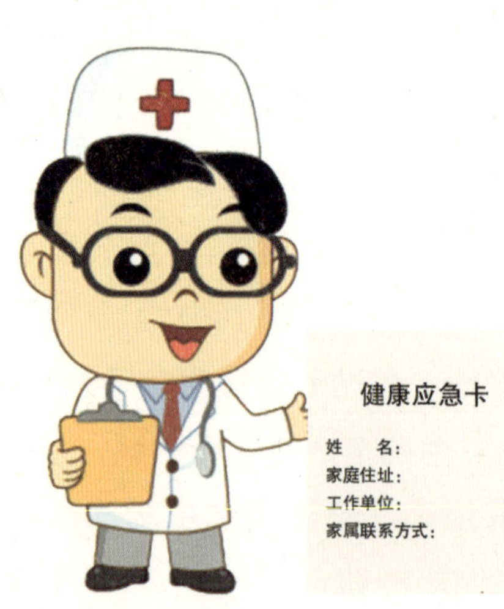

# 8 甲状腺公众健康教育核心信息

（1）甲状腺公众健康教育核心信息

①甲状腺是人体最大的内分泌腺体，位于颈部“喉结”的下方约2～3厘米处，形状如蝴蝶，主要功能是合成甲状腺激素，调节机体代谢。

②甲状腺疾病是常见的内分泌系统疾病，主要包括：甲状腺功能亢进症（甲亢）、甲状腺功能减退症（甲减）、甲状腺炎、甲状腺肿、甲状腺结节和甲状腺癌。

③对大多数甲状腺疾病而言，目前没有有效的预防方法。保证饮食中的碘适量，有助于预防与碘缺乏有关的甲状腺疾病。

④由于甲状腺疾病起病隐匿症状轻微，所以定期体检非常重要，公众也应加强对疾病症状的了解，早识别早诊治。体检项目有甲状腺功能及甲状腺超声检测，检测指标包含总三碘甲状腺原氨酸（TT3），总甲状腺素（TT4），游离三碘甲状腺原氨酸（FT3），游离甲状腺素（FT4），促甲状腺激素（TSH）及甲状腺自身抗体。

⑤甲状腺功能检查中血清促甲状腺激素（TSH）浓度的变化是反映甲状腺功能的最敏感指标，是筛查甲状腺

功能异常的主要指标。

⑥以下的人群容易患甲状腺疾病：有流产、不孕或早产史的女性，有甲状腺疾病家族史，患1型糖尿病或其他自身免疫性疾病，患有唐氏综合征或特纳综合征，有甲状腺手术史，有甲状腺放射性碘治疗史，颈部接受过X射线或外照射治疗，甲状腺肿大或甲状腺自身抗体阳性，居住在碘缺乏或碘过量地区。

⑦女性甲状腺疾病患病率高于男性。一些女性即使妊娠前没有被诊断患有任何形式的甲状腺疾病，也可能在妊娠期间或产后出现甲状腺问题。

⑧没有及时发现并有效治疗孕妇在妊娠期间和产后的甲状腺疾病，可能给母亲和后代造成不良后果。因此，建议在计划妊娠或妊娠早期，进行甲状腺疾病的筛查。

⑨由于先天性甲减症状轻微极易被忽视所以应该对新生儿进行筛查，早诊早治，以保证智力发育正常。

⑩绝大多数甲状腺疾病都有有效的治疗方法。

（2）知识要点

①甲亢是指甲状腺功能增强导致血液中甲状腺激素水平升高，机体重要功能活动速度加快。症状包括：多食、体重降低、焦虑和易怒、心率增快（经常超过100次/分钟）、眼球突出、手颤抖、虚弱无力、脱发、大便次数增多且不成形、多汗、月经紊乱等新陈代谢过快等。

②甲减是指甲状腺功能不足导致甲状腺激素合成不足，机体重要功能活动减慢。症状包括：疲乏无力、怕冷、记忆力下降、体重增加、情绪低落、便秘、月经紊乱和/或有生育问题、关节或肌肉疼痛、皮肤干燥易脱屑等新陈代谢缓慢的症状，甲减患者能量消耗

慢，新陈代谢也很缓慢，甲减比甲亢症状更为隐匿。

③甲状腺炎是一类由自身免疫、病毒感染、细菌或真菌感染、放射损伤、药物、创伤等多种原因造成甲状腺细胞结构破坏所致的疾病。患者可以表现为甲状腺肿大，一过性甲状腺毒症或甲减，部分患者最终发展为永久性甲减。

④单纯性甲状腺肿是指不伴有甲状腺功能异常的甲状腺肿。如果一个地区儿童中单纯性甲状腺肿的患病率超过10%，称之为地方性甲状腺肿，碘缺乏是最常见的原因。碘过量也可导致甲状腺肿。无症状的单纯性甲状腺肿通常不需要治疗。

⑤甲状腺结节非常常见，绝大部分甲状腺结节是良性的。成人的甲状腺结节中，5%～15%是恶性的（甲状腺癌）；儿童的甲状腺结节中，恶性比例高于成人，可达20%左右。多数甲状腺结节既不疼痛、也无症状。部分甲状腺结节可能出现不明原因的声音持续嘶哑、呼吸困难或气短、吞咽困难或吞咽时有异物感、淋巴结异常肿大等症状。

⑥甲状腺癌是最常见的内分泌恶性肿瘤。甲状腺癌可发生于任何年龄组，女性较男性更易罹患甲状腺癌。成人的甲状腺结节中，5%～15%是恶性的（甲状腺癌）；儿童的甲状腺结节中，恶性比例高于成人，可达20%左右。大部分甲状腺癌的病因未知。

# 9 防治碘缺乏病核心信息

（1）面向所有人群

①碘缺乏病是由于自然环境中缺乏碘而引起的疾病。

②碘缺乏危害在我国分布广泛、长期存在。

③人体缺碘不仅影响生长发育，更重要的是影响胎儿和婴幼儿的脑发育，造成不可恢复的智力损伤。

④碘缺乏危害是可以预防的。最简便、安全、有效的预防措施是长期坚持食用碘盐。

（2）面向目标人群

①政府领导。

碘缺乏影响人口素质和当地社会经济发展。

国家实施食盐加碘策略是为了预防碘缺乏病，提高我国人口素质。

以食盐加碘为主的碘缺乏病防治策略必须长期坚持。

做好碘缺乏病预防控制工作是政府关注民生的具体体现。

碘缺乏病病情和防治现状（各地添加本地区相关内容）。

②医务人员。

碘缺乏是危害广大群众健康的重大公共卫生问题。

国家实施食盐加碘策略是为了预防碘缺乏病，提高我国人口素质。

食用碘盐是安全的。

③教师。

碘缺乏影响智力和生长发育。

本地区是缺碘地区。

要求学生向家长宣传食用碘盐是预防碘缺乏病的有效方法。

④小学生。

缺碘会影响智力和生长发育。

补碘的最好方法是食用碘盐。

让家长购买和食用碘盐。

⑤新婚育龄妇女、孕妇、哺乳妇女。

宝宝的智力发育从怀孕开始，缺碘会导致智力残疾。

缺碘易造成死产、早产、流产、先天畸形。

补碘的最好方法是食用碘盐。

⑥盐业生产、批发零售人员。

在缺碘地区擅自生产、批发、销售非碘食盐是违法行为。

国家实施食盐加碘策略是为了预防碘缺乏病，提高我国人口素质。

生产、批发、销售合格碘盐的目的是为了保护广大缺碘地区群众健康。

# 10 口腔健康核心信息和知识要点

（1）维护口腔健康，促进全身健康

①世界卫生组织对口腔健康的定义是“牙齿清洁、无龋洞、无痛感，牙龈颜色正常、无出血现象”。

②口腔是人体的重要组成部分，是消化道和呼吸道的起端，具有咀嚼、吞咽、言语、感觉和维持颌面部形态等功能。口腔健康是全身健康的基础。

③口腔疾病与全身疾病可相互影响，常见的牙周病会诱发或加重全身性疾病，如心脑血管疾病、糖尿病、早产、老年痴呆等。全身系统性疾病如糖尿病、艾滋病、某些血液病等也会在口腔有所表现。

④口腔疾病是可以预防、控制和治疗的，良好的口腔卫生习惯与定期口腔专业保健相结合可维护口腔健康，促进全身健康，提高生命质量。

（2）牙周病和龋病是最常见的口腔慢性感染性疾病

①牙周病和龋病是最常见的口腔疾病，第三次全国口腔健康流行病学调查显示，我国中老年人牙周健康率不足15%，5岁儿童乳牙龋病的患病率为66%，中年人和老年人龋病的患病率分别为88.1%和98.4%。

②牙菌斑是黏附在牙齿表面的细菌膜，是龋病和牙周病的致病因素。有效刷牙是减少和控制牙菌斑最主要的方法。如果牙菌斑没有被及时清除，就会钙化形成牙石，增加牙周病发生的风险。

（3）龋病、牙周病如不及时治疗，最终会导致牙齿丧失

①龋病早期没有自觉症状，只有通过定期检查才能发现，及时治疗效果好；如任其发展，会出现疼痛、牙根发炎、肿胀，治疗复杂、费用高，甚至导致牙齿丧失。

②牙周病包括牙龈炎和牙周炎，是成人牙齿丧失的首位原因。牙龈炎主要表现为牙龈出血，可治愈但易反复发生。牙周炎是牙龈炎进一步发展的结果，可出现牙龈红肿出血或退缩、牙齿松动、移位、口腔异味等。及时治疗可控制病变，但需长期维护，否则会加重或复发。

（4）龋病是可以预防和控制的

①氟化物可有效预防龋病，应用方法包括全身及局部用氟，局部用氟主要有使用含氟牙膏、含氟漱口液，以及口腔医生使用的含氟涂料和氟化泡沫等。

②窝沟封闭可有效预防窝沟龋，窝沟封闭的适宜年龄：乳磨牙在3～4岁，第一恒磨牙（六龄齿）在6～7岁，第二恒磨牙在11～13岁。

③减少吃糖的次数，少喝碳酸饮料，避免口腔内细菌利用其产酸破坏牙齿而产生龋齿。

（5）牙周病是可以预防和控制的

①养成良好的口腔卫生习惯，早晚刷牙，餐后漱口，使用牙线或牙间刷。

②刷牙是控制牙菌斑的主要方法，提倡用水平颤动拂刷法，重

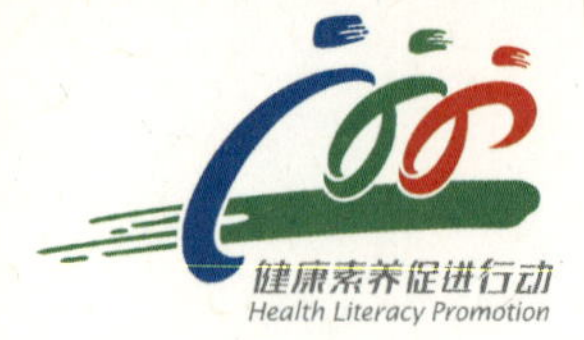


点刷牙龈边缘和牙缝处的牙面，刷牙要面面俱到，每次至少刷牙2分钟。

③洁治（洗牙）是清除牙石最有效的方法。提倡每年1次到具备执业资质的医疗机构洁治，预防牙周病的发生。

④吸烟是牙周病的主要危险因素之一，吸烟者患牙周病的概率较不吸烟者高。戒烟对防治牙周病是非常重要的。

（6）及时修复缺失牙，康复口腔功能

①缺失牙在我国中老年人群中很常见，约一半的老年人缺失的牙没有得到修复，且大多数修复的义齿没有得到正确的护理。

②牙齿缺失会影响美观、发音和咀嚼功能，应当及时修复。修复后要正确戴用、注意维护和清洁。

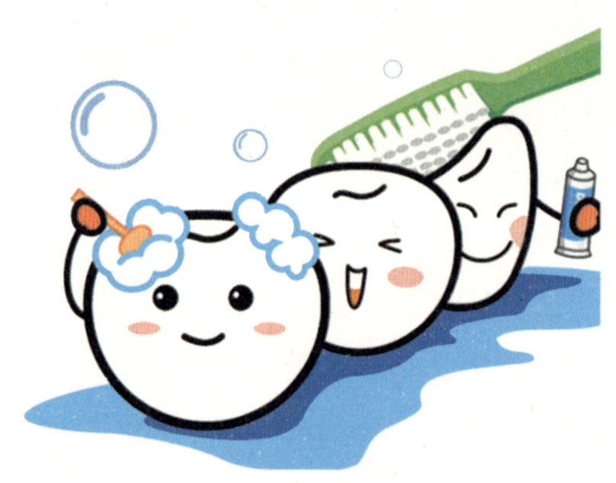

# 11 精神卫生宣传教育知识要点

（1）精神健康是健康不可缺少的一部分，没有精神疾病不代表精神健康。每个人不仅需要身体健康，也需要精神健康

健康（health）不仅仅是没有疾病或虚弱，而是一种生理、心理和社会适应的完好状态。

精神健康（mental health），又称心理健康，是指个体能够恰当地评价自己、应对日常生活中的压力、有效率地工作和学习、对家庭和社会有所贡献的一种良好状态。主要包括以下特征：智力正常；情绪稳定、心情愉快；自我意识良好；思维与行为协调统一；人际关系融洽；适应能力良好。

精神卫生问题（mental health problems），又称心理卫生问题。精神卫生问题的存在是一种非常普遍的现象，许多人都会存在精神卫生问题，自己可能意识不到。

精神疾病（mental illness），又称精神障碍（mental disorder），是指精神活动出现异常，产生精神症状，达到一定的严重程度，并且达到足够的频度或持续时间，使患者的社会生活、个人生活能力受到损害，造成主观痛

苦的一种疾病状态。

现行的国际疾病诊断分类（ICD－10）将精神疾病分为10大类72小类近400种。10大类为：

①器质性精神障碍。如老年期痴呆。

②使用精神活性物质所致的精神和行为障碍。如酒精依赖综合征。

③精神分裂症、分裂型障碍和妄想性障碍。

④心境（情感）障碍。如抑郁症和躁狂症。

⑤神经症性、应激相关的及躯体形式障碍。如焦虑症。

⑥伴有生理紊乱及躯体因素的行为综合征。如失眠症。

⑦成人人格与行为障碍。如偏执型人格障碍。

⑧精神发育迟滞。即通常所说的智力低下。

⑨心理发育障碍。如儿童孤独症。

⑩通常起病于童年与少年期的行为和情绪障碍。如注意缺陷多动障碍。

（2）精神健康和精神疾病与躯体健康和躯体疾病一样，是由多个相互作用的生物、心理和社会因素决定的

影响精神疾病发生的生物学因素包括年龄、性别、遗传、产前产后的发育情况、躯体疾病和成瘾物质等。如有精神疾病家族史的人要比没有精神疾病家族史的人容易患精神疾病。精神疾病和躯体疾病相互影响，精神疾病会加重躯体疾病，患有躯体疾病也会增加患精神疾病的危险性。

影响精神疾病发生的心理因素包括人的个性特征、对事物的看法、应对方式和情绪特点等。如心理负担过重、对各种生活事件的心理反应大，均可能诱发精神疾病。

影响精神疾病发生的社会因素包括生活中的各种大事、意外事件和不良事件、家庭和社会的支持、文化、环境等。如天灾人祸、亲人亡故、工作或学业受挫、婚姻危机、失恋等重大生活事件是诱发精神疾病的重要社会因素。

生物、心理和社会因素以及它们之间的相互作用，影响着人生的各个阶段。各因素之间的良性作用是精神健康的保护因素，反之则是精神疾病发生的危险因素。当危险因素作用达到一定程度，会导致精神疾病的发生；而通过消除危险因素、加强保护因素可以预防精神疾病的发生，促进精神健康。

（3）每个人在一生中都会遇到各种精神卫生问题，重视和维护自身的精神健康是非常必要的

婴幼儿（0~3岁）常见的精神卫生问题，有养育方式不当所带来的心理发育问题，如言语发育不良、交往能力和情绪行为控制差。家长多与孩子进行情感、语言和身体的交流，培养孩子良好的生活行为习惯，是避免婴幼儿精神卫生问题发生的可行方法。

学龄前儿童（4~6岁）常见的精神卫生问题，有难以离开家长、与小伙伴相处困难。处理不好，易发生拒绝上幼儿园以及在小朋友中孤僻、不合群等问题。鼓励与小伙伴一起游戏、分享情感，培养孩子的独立与合作能力，是避免学龄前儿童精神卫生问题发生的可行方法。

学龄儿童（7~12岁）和青少年（13~18岁）常见的精神卫生问题，有学习问题（如考试焦虑、学习困难）、人际交往问题（如学校适应不良、逃学）、情绪问题、性心理发展问题、行为问题（如恃强凌弱、自我伤害、鲁莽冒险）、网络成瘾、吸烟、饮酒、接触毒品、过度追星、过度节食、厌食和贪食等。调节学习压力、学

会情感交流、增强社会适应能力、培养兴趣爱好，是避免学龄儿童和青少年精神卫生问题发生的可行方法。

中青年（19～55岁）常见的精神卫生问题，有与工作相关的问题，如工作环境适应不良、人际关系紧张、就业和工作压力等带来的问题；与家庭相关的问题，如婚姻危机、家庭关系紧张、子女教育问题。构建良好的人际支持网络，学会主动寻求帮助和张弛有度地生活，发展兴趣爱好，是避免中青年精神卫生问题发生的可行方法。

中老年（55岁以上）常见的精神卫生问题，有退休、与子女关系、空巢、家庭婚姻变故、躯体疾病等带来的适应与情感问题。接受由于年龄增大带来的生理变化，建立新的人际交往圈，多参加社区和社会活动，学习新知识，拓展兴趣爱好，是避免中老年精神卫生问题发生的可行方法。

各类自然灾害、人为事故、交通意外、暴力事件等，除直接影响人们的正常生活外，还会引起明显的心理痛苦，严重的可引起精神障碍。认识突发事件带来的心理变化，积极寻求心理支持和救助，是避免突发事件导致的精神卫生问题的可行方法。

（4）我国当前重点防治的精神疾病是精神分裂症、抑郁症、儿童青少年行为障碍和老年期痴呆

精神分裂症多起病于青壮年，急性期的主要表现有幻觉、妄想和思维混乱，部分患者转为慢性化病程，表现为思维贫乏、情感淡漠、意志缺乏和回避社会交往，最终可成为精神残疾。当一个人出现不寻常的行为方式和态度变化时，应及早就诊。精神分裂症的防治策略是提供以患者为中心的医院、社区一体化的连续治疗和康复。

抑郁症可发生于各个年龄段，以显著而持久的心境低落、思维

迟缓和身体的疲劳衰弱为主要特征，常伴有焦虑和无用、无助、无望感，部分患者可能出现自伤和自杀倾向。抑郁状态下还常出现多种躯体不适，常被误认为躯体疾病。上述主要特征持续两周以上时，应及早就诊。抑郁症的防治策略是提高知晓率、就诊率、识别率和治疗率。

儿童青少年行为障碍包括注意缺陷多动障碍、对立违抗性障碍、品行障碍、抽动障碍和其他行为障碍。其中注意缺陷多动障碍较为常见，发生于6岁以前，表现为明显的注意力集中困难、注意持续时间短暂、活动过度或冲动，因而影响学业和人际关系。儿童青少年行为障碍的防治策略是改善孩子的成长环境，及早发现孩子的异常行为，及时带孩子去医院诊治。

老年期痴呆是指老年人出现持续加重的记忆、智能和人格的普遍损害。最常见的是阿尔茨海默病和血管性痴呆。表现为逐渐发生记忆、理解、判断、计算等智能全面减退，工作能力和社会适应能力日益降低，随着病情进展，逐渐生活不能自理。当老人在短期内出现明显的近记忆力减退、生活和工作能力下降等问题时，应及早就诊。老年期痴呆的防治策略是早期控制危险因素（如高血压、高血糖、高血脂、脑外伤等）、早发现、早治疗，控制病情进展。

（5）怀疑有心理行为问题或精神疾病，要及早去医疗机构接受咨询和正规的诊断与治疗

怀疑有明显心理行为问题或精神疾病者，要及早去精神专科医院或综合医院的精神科或心理科进行咨询、检查和诊治。

如发现家庭成员、邻居、同事、同学等周围人有明显的言语或行为异常，要考虑他可能有心理行为问题或精神疾病，应及时劝告其去医疗机构检查。

心理行为问题的处理，以心理咨询和心理治疗为主，辅以社会支持和药物对症治疗。

在精神疾病的治疗方面，目前已有有效的治疗药物以及心理治疗和心理社会康复方法。

被确诊患有精神疾病者，应及时接受正规治疗，遵照医嘱全程不间断按时按量服药，以达到最好效果。不愿意接受治疗、不正确治疗或不规律服药，会导致病情延误、难以治愈或复发。

通过规范化的治疗，多数患者可以治愈，维持正常的生活、学习和工作能力。

（6）精神疾病是可以预防和治疗的

精神疾病的防治分为三级。一级预防的目的是减少精神疾病的发生；二级防治的目的是降低精神疾病的危害，三级防治的目的是减少精神疾病所致的残疾和社会功能损害。

一级预防主要是增强精神疾病的保护因素，减少危险因素。可采取的措施包括改善营养状况、改善住房条件、增加受教育的机会、减少经济上的不安全感、培养稳定良好的家庭氛围、加强社区支持网络、减少成瘾物质的危害、防止暴力、进行灾难后心理干预、开展健康教育、发展个人技能等。

二级防治是通过早发现、早诊断、早治疗，控制疾病，降低危害。为此，需要建立以精神卫生专业机构（精神专科医院、综合医院精神科或心理科）为骨干、综合医院为辅助、基层医疗卫生机构（社区卫生服务中心、社区卫生服务站和乡镇卫生院、村卫生室）和精神疾病社区康复机构为依托的精神卫生防治服务网络。

三级防治是对精神疾病患者进行生活自理能力、社会适应能力和职业技能等方面的训练，以减少残疾和社会功能损害、促进康复、防止疾病复发。为此，需要开展“社会化、综合性、开放式”的精神疾病康复工作。

采取乐观、开朗、豁达的生活态度，把目标定在自己能力所及的范围内，调适对社会和他人的期望值，建立良好的人际关系，培养健康的生活习惯和兴趣爱好，积极参加社会活动等，均有助于个人保持和促进精神健康。

（7）关心、不歧视精神疾病患者，帮助他们回归家庭、社区和社会

精神疾病患者和躯体疾病患者一样，也是疾病的受害者，应得到人们的理解和帮助。

精神疾病患者的家庭对患者负有照料和监护责任，不仅不应该嫌弃、遗弃患者，还要积极帮助患者接受治疗、进行康复训练，担负起照料和监护责任。

社区不应歧视精神疾病患者，要创造条件帮助患者康复。

单位和学校应该理解、关心和接纳康复后的精神疾病患者，为他们提供适当的工作和学习条件。

精神残疾属于我国六类残疾中的一类，受《中华人民共和国残疾人保障法》的保护。法律规定：保护残疾人在政治、经济、文化、社会和家庭生活等方面享有同其他公民平等的权利，残疾人的公民权利和人格尊严受法律保护，禁止歧视、侮辱、侵害残疾人。精神残疾是指精神疾病经久未愈，患者的认知、情感和行为功能受到明显损害，影响其日常生活和社会参与。

对流浪乞讨人员中有危害他人生命安全或严重影响社会秩序和形象的精神疾病患者，应实施救治。2006 年民政部、公安部、财政部、劳动和社会保障部、建设部、卫生部发布《关于进一步做好

城市流浪乞讨人员中危重患者、精神患者救治工作的指导意见》，规定民政部门、公安部门和城建城管监察部门负责将患者送到当地定点医院；卫生部门确定定点医院并负责患者救治；民政部门按照规定支付救治经费，其所属救助管理站在患者病情稳定或治愈后接回，或通过其他方式帮助患者离院。

在农村和城市已经开展医疗救助工作或试点工作的地方，符合条件的精神疾病患者可以向民政部门申请医疗救助。2003 年民政部、卫生部、财政部发布的《关于实施农村医疗救助的意见》和 2005 年国务院办公厅转发的《关于建立城市医疗救助制度试点工作的意见》，提出对农村中五保户、贫困户家庭成员，对城市中未参加城镇职工基本医疗保险的最低生活保障对象、已参加城镇职工基本医疗保险但个人负担仍然较重的人员及其他特殊困难群众，实行医疗救助。

（8）精神卫生工作关系到社会的和谐与发展，促进精神健康和防治精神疾病是全社会的责任

根据世界卫生组织《2001 年世界卫生报告》估计，全球约有四分之一的人在其一生中会出现精神或行为障碍；18 岁以下的青少年中，五分之一有发育、情感或行为方面的问题，八分之一会出现精神疾病。

根据我国浙江、河北两省的流行病学调查，推算全国 15 岁以上成人精神疾病的总患病率在 15% 左右。

我国精神卫生工作是按照“预防为主、防治结合、重点干预、广泛覆盖、依法管理”的工作原则，建立“政府领导、部门合作、社会参与”的工作机制，建立健全精神卫生服务网络，把防治工作重点逐步转移到社区和基层。

2002 年卫生部、民政部、公安部和中国残联联合发布《中国精神卫生工作规划（2002－2010 年）》，提出了精神卫生工作的目标：到 2010 年，普通人群心理健康知识和精神疾病预防知识知晓率达到 50%；儿童和青少年精神疾病和心理行为问题发生率降到 12%；精神分裂症治疗率达到 60%；精神疾病治疗与康复工作覆盖人口达到 8 亿人。

2004 年国务院办公厅转发《关于进一步加强精神卫生工作的指导意见》，要求建立以政府投入为主、多渠道筹资的模式，加强重点精神疾病的治疗与康复，突出重点人群的心理行为问题干预，努力开展精神疾病患者救治救助，建立健全精神卫生的法律法规，加强精神卫生工作队伍建设和科研工作，以提高人民群众的自我防护意识，预防和减少精神障碍的发生，最大限度满足人民群众对精神卫生服务的需求。

2006 年国务院批准建立“精神卫生工作部际联席会议制度”，联席会议成员单位包括卫生部、中宣部、国家发展改革委员会、教育部、公安部、民政部、司法部、财政部、人事部、劳动和社会保障部、文化部、食品药品监督管理局、国务院法制办、中国科学院、全国总工会、共青团中央、全国妇联、中国残联、全国老龄办等部门和单位，办公室设在卫生部。联席会议的主要职能为，研究拟订精神卫生工作的重大政策措施、协调解决推进精神卫生工作发展的重大问题、讨论确定年度工作重点并协调落实，指导、督促、检查精神卫生各项工作。

2006 年国家制订了发展社区卫生服务的系列政策，将开展精神疾病社区管理和居民心理健康指导工作列入社区卫生服务中心、社区卫生服务站的公共卫生工作内容，工作补助经费由政府提供。

# 12 防治骨质疏松知识要点

（1）骨质疏松防治的 11 点提示

①骨质疏松症是可防可治的慢性病。

②人的各个年龄阶段都应当注重骨质疏松的预防，婴幼儿和年轻人的生活方式都与成年后骨质疏松的发生有密切联系。

③富含钙、低盐和适量蛋白质的均衡饮食对预防骨质疏松有益。

④无论男性或女性，吸烟都会增加骨折的风险。

⑤不过量饮酒。每日饮酒量应当控制在标准啤酒 570ml、白酒 60ml、葡萄酒 240ml 或开胃酒 120ml 之内。

⑥步行或跑步等能够起到提高骨强度的作用。

⑦平均每天至少 20 分钟日照。充足的光照会对维生素 D 的生成及钙质吸收起到非常关键的作用。

⑧负重运动可以让身体获得及保持最大的骨强度。

⑨预防跌倒。老年人 90% 以上的骨折由跌倒引起。

⑩高危人群应当尽早到正规医院进行骨质疏松检测，早诊断。

⑪相对不治疗而言，骨质疏松症任何阶段开始治疗

都不晚，但早诊断和早治疗会大大受益。

（2）知识要点

①什么是骨质疏松症?

骨质疏松症是中老年人最常见的骨骼疾病。

骨质疏松症是一种全身性疾病，它的主要特征是骨矿物质含量低下、骨结构破坏、骨强度降低、易发生骨折。

疼痛、驼背、身高降低和骨折是骨质疏松症的特征性表现。但有许多骨质疏松症患者在疾病早期常无明显的感觉。

骨质疏松性骨折是脆性骨折，通常在日常负重、活动、弯腰和跌倒后发生。

骨折是骨质疏松症的直接后果，轻者影响机体功能，重则致残甚至致死。常见的骨折部位是腰背部、髋部和手臂。

②骨质疏松症的危害。

骨质疏松症是第四位常见的慢性疾病，也是中老年最常见的骨骼疾病。

骨质疏松症被称为沉默的杀手。骨折是骨质疏松症的严重后果，常是部分骨质疏松症患者的首发症状和就诊原因。髋部骨折后第一年内由于各种并发症死亡率达到20%～25%。存活者中50%以上会有不同程度的残疾。

一个骨质疏松性髋部骨折的患者每年的直接经济负担是32，776元人民币。中国每年骨质疏松性髋部骨折的直接经济负担是1080亿元人民币。

③发生骨质疏松症的病因。

骨质疏松症受先天因素和后天因素影响。先天因素指种族、性别、年龄及家族史；后天因素包括药物、疾病、营养及生活方式等。年老、

女性绝经、男性性功能减退都是导致骨质疏松症的原因。

④骨质疏松症的高危人群。

有以下因素者属于骨质疏松症的高危人群：老龄；女性绝经；母系家族史（尤其髋部骨折家族史）；低体重；性激素低下；吸烟；过度饮酒或咖啡；体力活动少；饮食中钙和/或维生素D缺乏（光照少或摄入少）；有影响骨代谢的疾病；应用影响骨代谢的药物。

⑤骨质疏松症的预防。

骨质疏松症可防可治。

人的各个年龄阶段都应当注重骨质疏松的预防，婴幼儿和年轻人的生活方式都与骨质疏松的发生有密切联系。

人体骨骼中的矿物含量在30多岁达到最高，医学上称之为峰值骨量。峰值骨量越高，就相当于人体中的“骨矿银行”储备越多，到老年发生骨质疏松症的时间越推迟，程度也越轻。

老年后积极改善饮食和生活方式，坚持钙和维生素D的补充可预防或减轻骨质疏松。

均衡饮食：增加饮食中钙及适量蛋白质的摄入，低盐饮食。钙质的摄入对于预防骨质疏松症具有不可替代的作用。嗜烟、酗酒、过量摄入咖啡因和高磷饮料会增加骨质疏松的发病危险。

适量运动：人体的骨组织是一种有生命的组织，人在运动中肌肉的活动会不停地刺激骨组织，使骨骼更强壮。运动还有助于增强机体的反应性，改善平衡功能，减少跌倒的风险。这样骨质疏松症就不容易发生。

增加日光照射：中国人饮食中所含维生素D非常有限，大量的维生素D3依赖皮肤接受阳光紫外线的照射后合成。经常接受阳光照射会对维生素D的生成及钙质吸收起到非常关键的作用。正常人平均每天至少20分钟日照。

提示：防晒霜、遮阳伞也会使女性骨质疏松几率加大。平时户外光照不足的情况下，出门又要涂上厚厚的防晒霜或者用遮阳伞，会影响体内维生素D的合成。

⑥早诊断、规范治疗，降低危害。

骨质疏松症任何阶段开始治疗都比不治疗好。及早得到正规检查，规范用药，可以最大程度降低骨折发生风险，缓解骨痛等症状，提高生活质量。

骨质疏松的预防和治疗需在医生指导下进行，其防治策略包括基础措施和药物治疗两部分。

基础措施包括调整生活方式和骨健康基本补充剂。调整生活方式：富含钙、低盐和适量蛋白质的均衡饮食；注意适当户外运动；避免嗜烟、酗酒；慎用影响骨代谢的药物；采取防止跌倒的各种措施。骨健康基本补充剂包括钙剂和维生素D。

药物治疗包括抗骨吸收药物、促进骨形成药物以及一些多重机制的药物。必须在医师的指导下应用。

⑦骨质疏松症高危人群的自我检测。

提示：高危人群应当尽早到正规医院进行骨质疏松检测，做到早诊断、早预防、早治疗。

以下问题可以帮助进行骨质疏松症高危情况的自我检测，任何一项回答为“是”者，则为高危人群，应当到骨质疏松专科门诊就诊：

您是否曾经因为轻微的碰撞或者跌倒就会伤到自己的骨骼？

您连续3个月以上服用激素类药品吗？

您的身高是否比年轻时降低了3厘米？

您经常过度饮酒吗？（每天饮酒2次，或 周中只有1~2天不饮酒）

您每天吸烟超过20支吗?

您经常腹泻吗?(由于腹腔疾病或者肠炎而引起)

父母有没有轻微碰撞或跌倒就会发生髋部骨折的情况?

女士回答:您是否在45岁之前就绝经了?

您是否曾经有过连续12个月以上没有月经(除了怀孕期间)?

男士回答:您是否患有阳痿或者缺乏性欲这些症状?

提示:高龄、低体重女性尤其需要注意骨质疏松,医生常用“瘦小老太太”来形容这类高危人群。此外,缺乏运动、缺乏光照对年轻人来讲同样是骨质疏松的危险因素。

⑧骨质疏松症的误区。

喝骨头汤能防止骨质疏松。实验证明同样一碗牛奶中的钙含量,远远高于一碗骨头汤。对老人而言,骨头汤里溶解了大量骨内的脂肪,经常食用还可能引起其他健康问题。要注意饮食的多样化,少食油腻,坚持喝牛奶,不宜过多食入蛋白质和咖啡因。

治疗骨质疏松症等于补钙。简单来讲骨质疏松症是骨代谢的异常(人体内破骨细胞影响大于成骨细胞,以及骨吸收的速度超过骨形成速度)造成的。因此骨质疏松症的治疗不是单纯补钙,而是综合治疗,提高骨量、增强骨强度和预防骨折。患者应当到正规医院进行诊断和治疗。

骨质疏松症是老年人特有的现象,与年轻人无关。骨质疏松症并非是老年人的“专利”,如果年轻时期忽视运动,常常挑食或节食,饮食结构不均衡,导致饮食中钙的摄入少,体瘦,又不拒绝不良嗜好,这样达不到理想的骨骼峰值量和质量,就会使骨质疏松症有机会侵犯年轻人,尤其是年轻的女性。因此,骨质疏松症的预防要及早开始,使年轻时期获得理想的骨峰值。

老年人治疗骨质疏松症为时已晚。很多老年人认为骨质疏松症无法逆转，到老年期治疗已没有效果，为此放弃治疗，这是十分可惜的。从治疗的角度而言，治疗越早，效果越好。所以，老年人一旦确诊为骨质疏松症，应当接受正规治疗，减轻痛苦，提高生活质量。

靠自我感觉发现骨质疏松症。多数骨质疏松症患者在初期都不出现异常感觉或感觉不明显。发现骨质疏松症不能靠自我感觉，不要等到发觉自己腰背痛或骨折时再去诊治。高危人群无论有无症状，应当定期去具备双能 X 线吸收仪的医院进行骨密度检查，有助于了解您的骨密度变化。

骨质疏松症是小病，治疗无须小题大做。骨质疏松症平时不只是腰酸腿痛而已，一旦发生脆性骨折，尤其老年患者的髋部骨折，导致长期卧床，死亡率甚高。

骨质疏松症治疗自己吃药就可以了，无需看专科医生。对于已经确诊骨质疏松症的患者，应当及早到正规医院，接受专科医生的综合治疗。

骨质疏松容易发生骨折，宜静不宜动。保持正常的骨密度和骨强度需要不断地运动刺激，缺乏运动就会造成骨量丢失。体育锻炼对于防止骨质疏松具有积极作用。另外，如果不注意锻炼身体，出现骨质疏松，肌力也会减退，对骨骼的刺激进一步减少。这样，不仅会加快骨质疏松的发展，还会影响关节的灵活性，容易跌倒，造成骨折。

骨折手术后，骨骼就正常了。发生骨折，往往意味着骨质疏松症已经十分严重。骨折手术只是针对局部病变的治疗方式，而全身骨骼发生骨折的风险并未得到改变。因此，我们不但要积极治疗骨折，还需要客观评价自己的骨骼健康程度，以便及时诊断和治疗骨质疏松症，防止再次发生骨折。

# 第五章

## 自然灾害健康教育核心信息

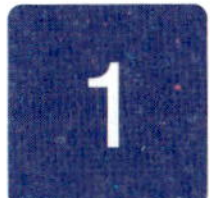

# 强降雨等极端天气健康教育核心信息

（1）注意饮用水卫生

①不喝生水，只喝开水或符合卫生标准的瓶装水、桶装水。

②装水的缸、桶、锅、盆等必须保持清洁，并经常倒空清洗。

③不在公众水源处大小便、洗浴、游泳、清洗、饲养动物。

④对取自井水、河水、湖水、塘水的临时饮用水，一定要进行消毒。

⑤混浊度大、污染严重的水，必须先加明矾澄清；消毒用漂白粉（精片）必须放在避光、干燥、凉爽处（如用棕色瓶拧紧瓶盖存放）。

（2）注意食品卫生

①食物要烧熟煮透；不吃剩饭剩菜，不吃生冷食物。

②不吃腐败变质或被污水浸泡过的食物、蔬菜、水果。

③不吃淹死、病死的禽畜和水产品。

④不食用野生蘑菇。

⑤食物生熟要分开。

⑥食物要用防蝇罩遮盖。

⑦碗筷要清洁消毒后使用。

⑧要食用新鲜的食品、正规厂家生产且包装完好的食品、未被污染过的食品。不要到无卫生许可证的商店摊点购买食品。

⑨防止超保质期、变质食品、伪劣食品进入灾区。

⑩保管好农药和有毒有害物品，预防误用、误食。

（3）整洁环境卫生

①不乱丢乱放垃圾，不随地大小便。

②洪水退去后，应消除住所外的污泥，垫上砂石或新土。

③清除井水污泥并投以漂白粉消毒。

④应将家具清洗再搬入居室。

⑤整修厕所和禽畜圈，管好猫、狗等家禽动物，不让人禽粪便直接排入河水、湖水、塘水中，粪便等要集中进行高温堆肥法处理后施用。

⑥设置垃圾集中收集点，及时清理垃圾、粪便、动物尸体，减少蚊蝇孳生地。

⑦居住地及家畜、家禽的棚圈要定期喷洒药物，消灭苍蝇、蚊子、老鼠等病媒生物，预防传染病的传播和流行。

⑧动物尸体要深埋，土层要夯实。

⑨人群较集中的地方，也是鼠类密度较高的地方；当发现老鼠异常增多的情况需要及时向当地有关部门报告。

（4）注意个人卫生

①勤洗手，不用脏手揉眼睛。

②不与他人共用毛巾、脸盆。

③饭前便后要洗手；照顾患者后要及时洗手。

④如果感觉身体不适时，要及时找医生诊治。特别是发热、腹泻患者，要尽快寻求医生帮助。

⑤保持皮肤清洁干燥，预防皮肤破溃。

⑥不要裸脚踩水；不要在可疑的水中游泳、洗衣物等。

⑦睡觉时使用蚊帐、纱门、纱窗，点蚊香或涂抹驱蚊水。

⑧避免在草堆、草丛、灌丛和林间坐卧休息；如果坐卧，注意检查身体上有无蚊虫叮咬。

⑨野外住宿时，应选择地势高和干燥的地方搭建工棚或帐篷，周围挖防鼠沟，避免睡地铺。

⑩注意检查有无跳蚤等叮咬害虫，及时做好杀灭工作。

⑪正视自然灾害，保持积极的心理状态，保持良好的生活规律。

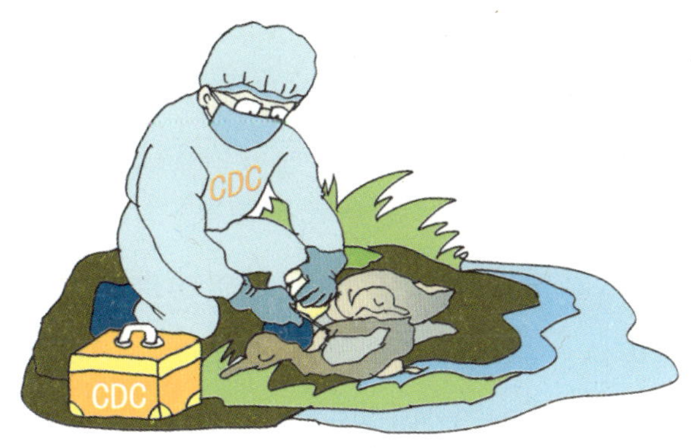

## 2 洪涝灾害健康知识要点

（1）夏季是霍乱、痢疾、肝炎、伤寒等传染病发生和流行的高峰季节，要注意饮食卫生，防止病从口入。

（2）不喝生水，喝水一定要煮开，饭前便后要洗手。

（3）下列食品不要吃：被水浸泡的食品；腐败变质或受潮霉变的食品；来源不明的、无明确食品标志的食品；严重发霉的大米、小麦、玉米、花生等；不能辨认的蘑菇及其他霉变食品。

（4）不用脏水漱口或洗瓜果蔬菜。碗筷要煮沸或用消毒剂消毒，刀、砧板、抹布也应严格消毒，生熟食品要分开放，水产品要煮熟煮透再吃。

（5）蚊蝇会传播乙型脑炎、痢疾等传染病，要注意环境卫生，清扫卫生死角，不随地大小便，动物尸体要深埋，垃圾要固定地点堆放。

（6）防止蚊虫叮咬，晚上睡觉要挂蚊帐，如果发现发高热、头痛、呕吐、脖子发硬等情况，要及时找医生。

（7）要做好个人防护，露宿或夜间野外劳动时，防虫裤脚要紧扎，暴露的皮肤要涂抹防蚊油，或者使用驱蚊药。

（8）管好家禽家畜，猪、狗、鸡应圈养，不让其粪便污染环境及水源，猪、鸡粪发酵后再施用，死禽死畜要消毒后深埋；

（9）帐篷要建在地势较高、干燥向太阳的地方，在周围挖防鼠沟，要保持一定的坡度，以利于排水和保持地面干燥。床铺应距离地面30厘米以上，不要睡地铺，减少人与鼠、蚊等媒介的接触机会。

（10）皮肤破损要及时找医生处理，注射破伤风抗毒素，手脚有伤口破损不要与土壤直接接触。

（11）被狗猫等动物抓伤或咬了要马上找医生，打狂犬疫苗。

（12）注意身体健康，要根据气候的变化随时增减衣服，注意防寒保暖。预防感冒、气管炎、流行性感冒等呼吸道传染病。老人和儿童要特别注意预防肺炎。

（13）天气热要注意防暑，加强帐篷内空气对流，中午在帐篷周围洒水降温等，预防中暑。可以准备些凉开水，吃一些咸菜，补充体内因大量出汗而损失盐分和水分。

（14）不要和他人共用毛巾、餐具和洗脸水等。用过的餐具尽量用沸水消毒。

（15）别忘了按时送小孩到医院接种疫苗。

（16）有病要去医院看，吃药要听医生的，说明书要看清楚，不要自己胡乱吃。

（17）发现周围亲属、朋友出现发热、腹泻、咳嗽、皮疹、黄疸等症状要及时向当地居委会、疾病预防控制部门或医院报告。

# 3 地震灾害救灾健康基本知识

（1）灾区群众饮食卫生要点

①喝清洁的饮用水，生水应烧开后饮用；

②饭前便后要洗手，加工食品前要洗手；

③制作食品前将原料用清洁的水清洗干净，不使用污水清洗瓜果、蔬菜；

④制作食品要烧熟煮透；

⑤生熟食品要分开制作放置，制作时不共用案板、刀具和盛放容器；

⑥饭菜应现吃现做，做后尽快食用，剩余饭菜要及时冷藏，食前确保没有变质，经彻底加热后再食用；

⑦不吃来源不明、腐败变质的食品，不吃包装破损的或过保质期的包装食品；

⑧不吃病死或者死因不明的家禽家畜，不吃霉烂变质的粮食；

⑨不自行采食野生蘑菇和其他野菜，不生吃动物性食品；

⑩不使用来源不明的容器盛装食品，清挖出的炊具和餐饮具应彻底洗刷干净、消毒后再使用；

⑪盛装食品的餐盘、碗筷用后要彻底清洗和消毒并保洁存放；

⑫存放吃剩的或没有包装的食物，要注意防鼠、防蝇、防虫；

⑬食用包装食品时，应尽量避免用手直接接触食品。

（2）灾区集体供餐卫生要点

①集体供餐最好在室内或者搭建的简易厨房内制作食品，做饭场所一定要远离垃圾、厕所，并处于这些污染源的上风向；

②制作食品的原料应新鲜、符合食品卫生要求，不使用来源不明、腐败变质的原料；

③加工场所禁止存放有毒有害以及非食用原料；

④炊事员应当由健康人员担任，手上有破损、有化脓性伤口的人不能担任炊事员；

⑤制作食品前将原料用清洁的水清洗干净；

⑥生熟食品要分开制作放置，制作时不共用案板、刀具和盛放容器；

⑦制作食品要烧熟煮透；

⑧制作食品的场所要及时清扫，保持清洁，容器餐饮具要清洗消毒，保洁存放；

⑨做好的饭菜应尽快食用，熟食在室温下存放不要超过4小时；

⑩烹调后的食品如需运输，应使用密闭清洁的容器运输食品。

（3）灾区消毒宣传要点

①做好生活饮用水消毒，预防肠道传染病

应尽量使用集中式供水，饮用前应煮沸5分钟。对分散式用水包括浅井水、缸水、桶水等应进行消毒处理，避免直接饮用。可使用含氯消毒片消毒，加入量按每升水3～5mg有效氯计算（一般

每 50kg 水加入片剂或泡腾片 1 片)，作用 30 分钟后，余氯应达到 0. 3 ~0. 5mg/L。

②加强食饮具消毒，防止交叉污染

餐饮业、食堂等共用食饮具及家庭有传染患者时的食饮具首选煮沸消毒，消毒时间 5 分钟，也可用含氯消毒剂消毒，消毒前应清洗干净，消毒时将食具浸没在含有效氯 250mg/L 的消毒液中，作用 5 分钟，然后用洁净水冲洗，除去残留消毒液。

③做好手卫生，预防传染病

饭前便后及救灾人员完成每次工作后，应用流水洗手。无水时，可使用快速免洗手消毒剂涂擦双手，也可使用消毒湿巾擦拭双手。

# 4 防治高温中暑知识要点

（1）中暑的表现：

中暑是指高温环境下由于热平衡和/或水盐代谢紊乱等而引起的一种以中枢神经系统和/或心血管系统障碍为主要表现的急性疾病。气温过高、湿度大、风速小、体弱、对热不适应、劳动强度过大和时间过长、过度疲劳等都易诱发中暑。

中暑的症状可轻可重，轻症中暑可出现头昏、胸闷、心悸、面色潮红、皮肤灼热、体温升高等。一旦发展为重症中暑，则可出现大量出汗、血压下降、晕厥、肌肉痉挛，甚至发生意识障碍、嗜睡、昏迷等。

（2）中暑的治疗：

对中暑患者及时进行对症处理，一般可很快恢复。使患者迅速脱离高温环境，移到通风良好的阴凉处平卧休息，给予含盐清凉饮料。必要时给予葡萄糖生理盐水静脉滴注，纠正水、电解质平衡紊乱。

（3）中暑的预防和注意事项：

①大量饮水。在高温天气，不论运动量大小都要增加液体摄入。不要等到觉得口渴时再饮水。对于某些需

要限制液体摄入量的患者，高温时的饮水量应遵医嘱。

②注意补充盐分和矿物质。酒精性饮料和高糖分饮料会使人体失去更多水分，在高温时不宜饮用。同时，要避免饮用过凉的冰冻饮料，以免造成胃部痉挛。

③少食高油高脂食物，减少人体热量摄入。

④穿着质地轻薄、宽松和浅色的衣物。

⑤尽量在室内活动。如条件允许，应开启空调。如家中未安装空调，则可以借助商场或图书馆等公共场所避暑。使用电扇虽能暂时缓解热感，然而一旦气温升高到32.2℃以上，电扇则无助于减少中暑等高温相关疾病的发生。洗冷水澡或者打开空调对人体降温更加有效。

⑥外出时，应涂擦防晒值SPF 15及以上的UVA/UVB防晒剂，戴上宽檐帽和墨镜，或使用遮阳伞。

⑦出行应尽量避开正午前后时段，户外活动应尽量选择在阴凉处进行。

⑧高温时应减少户外锻炼。如必须进行户外锻炼，则应每小时饮用2~4杯非酒精性冷饮料。运动型饮料可以帮助补充因汗流失的盐分和矿物质。

⑨如高温时驾车出行，离开停车场时切勿将儿童和宠物留在车内。

⑩虽然各种人群均可受到高温中暑影响，但婴幼儿、65岁以上的老年人、患有精神疾病以及心脏病和高血压等慢性病的人群更易发生危险，应格外予以关注。对于这些高危人群，在高温天气应特别注意，及时观察是否出现中暑征兆。

# 5 核事故防护知识要点

（1）“核事故”的概念

核事故是指核设施或者核活动中发生的严重偏离运行工况的状态。在这种状态下，若有关的专设安全设施不能按设计要求发挥作用，则放射性物质的释放可能会达到不可接受的水平。

（2）撤离多远才是安全的

在通常情况下，首要任务是限制辐射暴露的发生。主要通过疏散或隐蔽受影响人口，来减少放射性烟云沉降的影响。根据大气中放射性物质的释放量和当时的气象条件（例如风向和降水等），并依据爆炸的中心范围，国家将会确定在多大半径范围内应采取紧急隐蔽防护措施。

（3）做好自我保护

首先避免恐慌，及时收听广播或收看电视，按照政府的指示行动。在可能有放射性污染存在的情况下，待在室内。

碘片的服用要根据政府的指示，只有政府在评估事故状态以后才能决定是否需要服用碘片。不能仅凭个人

主观臆断或因恐惧而擅自服用。

（4）核事故发生后，即使没有受到辐射，也会感觉害怕

任何一次事故，不管是否已经或并没有受到实际的辐照，都会有精神上的疲损和焦虑。这种情况归因于人们对健康危险的自我感受，它部分取决于人们是否相信主管部门有能力和值得依赖，并且是否已经采取了迅速而有效的行动来控制辐射剂量。同时医学工作者应对工作进行必要的心理咨询，解除心理恐慌状态。

（5）公众在突发事件中及事件后应控制情绪和保持良好的心态

涉及核与辐射的突发事件易引起人们的恐惧心理。对此首先要贯彻预防的原则。对于受到心理打击的受害者，可以采取一些对内心有安抚作用的方法来解除精神紧张。有的受灾者可能会出现某些不良行为，也有的表现为抑制、退缩、被动和消极的特征，可能还有一些人出现失态的表现。这些情况要求心理学家必须根据患者的具体情况，采取有针对性的心理治疗方法。患者的家属和相关的人员应及时为有这些表现的人员安排心理治疗。

（6）灾后应接受心理卫生方面的帮助

灾后应对产生心理障碍的人员给予心理卫生方面的帮助。通常，直接卷入大规模灾难或者丧亲、财产损失的幸存者是需要及时给予心理援助的潜在受灾者；其次是与他们有密切联系的个人和家庭；从事救援或搜索的人员或者帮助进行重建或康复工作的成员和志愿者也应考虑在内；在临近灾难场景时易感性高的个体，也可能表现心理病态的征象而需要帮助。

（7）“隐蔽”指的是什么

指人员停留在或进入室内，关闭门窗及通风系统，以减少烟羽（沉降灰）中放射性物质的吸入和外照射，并减少来自放射性沉积物的外照射。

（8）“撤离”指的是什么

指将人们由受影响地区紧急转移，以避免或减少来自烟羽或高水平放射性沉积物引起的大剂量照射。该措施为短期措施，预期人们在预计的某一有限时间内可返回原住地。

（9）核事故后烟云能飘浮多远

这个是很难预测的。它取决于风速和其他气象条件。

（10）释放的放射性物质会造成多大的辐射剂量，它对健康有哪些不利影响呢

取决于释放的放射性物质总量，公众受到的剂量可能会在较低甚至很低水平的范围。世界人均天然辐射本底剂量是2.4mSv/年，地区差异造成各地区的值会有所不同，例如在伊朗、印度一些地方高达200mSv。

当全身照射剂量大于1Gy时，才会出现急性放射性病等健康效应。然而，对于核电站事故中释放的放射性落下灰，大量的放射性烟云经过长距离的输运后，是不大可能出现如此高剂量照射的情况。

（11）早期的防护措施是什么

早期是指发生核与辐射突发事件后的1～2天内，对人员可以采用的防护措施有：隐蔽、呼吸道防护、服用稳定性碘、撤离、控制进出口通路等。其中呼吸道防护是用干或湿毛巾捂住鼻子的行动，可防止或减少吸入放射性核素。服用稳定性碘能防止或减少烟羽中放射性碘进入体内后在甲状腺内沉积。

（12）中期的防护措施是什么

在事件中期阶段，已有相当大量的放射性物质沉积丁地面。此

时，对个人而言除了可考虑中止呼吸道防护外，其他的早期防护措施可继续采取。为避免长时间停留而受到过高的累积剂量，主管部门可采取有控制和有计划地将人群由污染区向外搬迁。还应该考虑限制当地生产或贮存的食品和饮用水的销售和消费。根据这个时期对人员照射途径的特点，可采取的防护措施还有：在畜牧业中使用储存饲料，对人员体表去污，对伤病员救治等。

（13）晚期的防护措施是什么

在事故晚期（恢复期）面临的问题是：是否和何时可以恢复社会正常生活；或者是否需要进一步采取防护措施。在事件晚期，主要照射途径为污染食品的食入和再悬浮物质的吸入引起的内照射。因此，可采取的防护措施包括控制进出口通路、避迁、控制食品和水，使用储存饲料和地区去污等。

（14）一旦出现了核与辐射突发事件，公众应该怎么办

一旦出现核与辐射突发事件，公众必须做的第一件事是尽可能获取可信的关于突发事件的信息，了解政府部门的决定、通知。应通过各种手段保持与地方政府的信息沟通，切记不可轻信谣言或小道信息。第二件事是，迅速采取必要的保护自己的防护措施。例如可以选用就近的建筑物进行隐蔽，应关闭门窗，关闭通风设备。根据地方政府的安排实施有组织、有序地撤离。当判断有放射性散布事件发生时，切忌不能迎着风，也不能顺着风跑，应尽量往风向的侧面躲，并迅速进入建筑物内隐蔽。采取呼吸防护，包括用湿毛巾、布块等捂住口鼻，过滤放射性粒子。若怀疑身体表面有放射性污染，采用洗澡和更换衣服来减少放射性污染。防止食入污染的食品或水。

出现核与辐射恐怖事件，公众要特别注意保持心态平稳，千万

不要惶恐不安。

（15）什么情况下采取隐蔽措施？公众应注意什么

有较大量放射性物质向大气释放的突发事件的早期和中期，隐蔽就是主要防护措施之一。大多数建筑物可使建筑物内的人员吸入剂量约降低一半。

隐蔽一段时间及烟羽通过后，隐蔽体内空气中的放射性核素浓度会上升，此时进行通风是必要的，以便将空气中放射性浓度降低到相当于室外较清洁的水平。因而对持久的释放而言，隐蔽的防护效果较差。隐蔽时间一般认为不应超过2天。

（16）什么情况下需要采取个人防护措施？公众应注意什么

当空气被放射性物质污染时就需要采取一些个人防护措施。用手帕、毛巾、布料等捂住口鼻可使吸入放射性物质所致剂量减少约90%。体表的防护可用各种日常服装，包括帽子、头巾、雨衣、手套和靴子等。

对已受到或可疑受到体表放射性污染的人员进行去污，方法简单，只要告诉有关人员用水淋浴，并将受污染的衣服、鞋、帽等脱下存放起来，直到以后有时间再进行监测或处理。要防止将放射性污染扩散到未受到污染的地区。

（17）“服碘防护”指的是什么

当事故已经或可能导致释放碘的放射性同位素的情况下，将含有非放射性碘的化合物作为一种防护药物分发给居民服用，以降低甲状腺的受照剂量。

（18）什么情况下服用稳定性碘

核与辐射突发事件发生后，人有可能摄入放射性碘，并集中在甲状腺内，使这个器官受到较大剂量的照射；此时服用稳定性碘就

可减少甲状腺吸收放射性的碘。如果在吸入放射性碘的同时服用稳定性碘，就能阻断90%放射性碘在甲状腺内的沉积。在吸入放射性碘数小时内服用稳定性碘，仍可使甲状腺吸收放射性碘的量降低一半左右。对成年人推荐的服用量为100mg碘，对孕妇和3～12岁的儿童，服用量为50mg，3岁以下儿童服用量为25mg。

（19）服用稳定性碘应注意什么

对出生后一个月内的新生儿，稳定性碘服用量应保持在有效的最低水平。对有些人，例如，甲状腺有结节者，突眼性甲状腺肿已经治愈者，曾接受过放射性碘治疗者，甲状腺慢性炎症性疾病患者，甲状腺单侧切除者，有亚临床性甲状腺功能低下者，对碘过敏者，某些皮肤病（痤疮、湿疹、牛皮癣）患者等，应慎用或不用稳定性碘。

（20）碘片（KI）能防辐射吗？它是如何防辐射的？应该服用多少量

生理学上，人体碘的主要来源是甲状腺的吸收，甲状腺靠碘来产生甲状腺激素。KI是稳定性碘，它可以使甲状腺内的碘饱和从而阻止放射性碘的摄入。

切尔诺贝利的经验表明，放射性碘是切尔诺贝利事故影响的主要因素，它导致超过5000个儿童甲状腺癌病例的发生，受照人群的年龄均在0～18岁之间。因此，碘化钾分配的首要对象是幼儿和怀孕妇女。

碘片不能保护来自于体外的放射性和被身体吸收的除碘以外的放射性物质。这就是为什么碘甲状腺阻断在多数场合将与其他防护措施（如隐蔽待于室内、关闭门窗等）综合使用。

接触放射性碘可导致甲状腺癌显著增加，特别是幼儿。吸入和食入的放射性碘在甲状腺中蓄积。在暴露前预防性服用碘化钾，可防止甲状腺对放射性碘的吸收并降低甲状腺癌的长期风险。

为了充分发挥稳定碘对碘甲状腺阻断效果的作用，需要在受照前或者受照后尽快服用稳定碘片。即使在事故后几小时，通过服用仍然可以阻止甲状腺对50%碘的吸收。为了防止吸入放射性碘同位素，通常一片剂量的稳定碘就足够了，它可以起到24小时持续保护作用，在含放射性碘同位素的烟云来袭时对甲状腺起到了充分的保护作用。然而，在长期持续性释放状况下，则有可能出现重复照射的情况。

再次强调，只有在暴露于放射性碘之前就服用碘化钾，才能起到最佳的保护作用。

（21）什么情况下应控制食物与饮水

当食品和饮水中的放射性核素的浓度超过国家标准规定的水平时应禁止或限制食用或饮用这些受污染的食物和饮水。国家标准将食品分为两类，一类是一般消费食品，一类是牛奶、婴儿食品和饮水；对不同核素分别规定了需采取干预行动的浓度水平。

（22）什么是放射性

放射性的发现，已经有一百多年了。最早发现放射性的是法国科学家贝克勒尔。1896年贝克勒尔在研究铀矿的荧光现象时发现铀盐矿发射着类似X射线的穿透性辐射。两年之后，法国物理学家居里夫人从铀矿中发现了另一个能发射射线的新元素——钋，四年后她又发现了镭，居里夫人建议把物质能够自发发出射线的性质称之为放射性。具有放射性的核素被称为放射性核素。放射性核素发射出放射线后将变成新的同位素，新同位素可能是放射性同位素，也可能是稳定同位素，而这一过程则称为放射性衰变。

（23）正常情况下，人们一般受到哪些辐射照射

来自天然辐射的个人年有效剂量全球平均约为2.4mSv，其中，来自宇宙射线的为0.4mSv，来自地面γ射线的为0.5mSv，吸入（主要是室内氡）产生的为1.2mSv，食入为0.3mSv。可以看出氡是最主要的照射来源。

**图书在版编目(CIP)数据**

健康素养基本常识/万德芝主编.
——南昌:江西科学技术出版社,2016.7
ISBN 978-7-5390-5704-0
Ⅰ.①健… Ⅱ.①万… Ⅲ.①保健-基本知识 Ⅳ.①R161
中国版本图书馆 CIP 数据核字(2016)第 131158 号
国际互联网(Internet)地址:http://www.jxkjcbs.com
选题序号:ZK2015284
图书代码:D16018-101

# 健康素养基本常识

主编/万德芝

责任编辑/范春龙
出版发行/江西科学技术出版社
社址/南昌市蓼洲街 2 号附 1 号
邮编/330009 电话/(0791)86623491 86639342(传真)
经销/各地新华书店
印刷/江西千叶彩印有限公司
版次/2016 年 7 月第 1 版
2016 年 7 月第 1 次印刷
开本/787mm×1092mm 1/16 11.75 印张
字数/120 千字
书号/ISBN 978-7-5390-5704-0
定价/28.00 元
赣版权登字-03-2016-223